# 栄養士・管理栄養士をめざす人の

# 図解 文章術ハンドブック

ノート、レポート、手紙・メールから、
履歴書・エントリーシート、卒論まで

西川 真理子 著

化学同人

# はじめに ～この本の目的～

みなさんは、高校までは「生徒」とよばれていたのに、大学に入学してからは「学生」とよばれるようになるのはなぜだか知っていますか。「生徒」が先生から与えられたものを受動的に学ぶのに対して、「学生」は、自ら主体的に学ぶというところに大きな違いがあるからなのです。

大学に入学して授業を受けてみて、先生の板書のしかたが高校のときと違うことに驚いたのではないでしょうか。高校のときは、先生が黒板に授業の内容をわかりやすくまとめてくれたものをそのままノートに写せばよかったのに対して、大学では、ほとんど板書してくれないため、先生の話を聴きながら、授業の内容を自分でノートにまとめていかなければなりません。

また、大学４年間の集大成である「卒業論文」においても、自分で研究室を選んでテーマを決めることから始まり、そのテーマについて最後まで研究し、何らかの成果を出し、論文の形にまとめていかなくてはなりません。

これが主体的ということなのです。大学では、何が自分に必要で、そのためには何をすべきかを、自分自身で考えながら学んでいくことが求められるのです。さらには、その学びの成果を表現し、文章化する能力も必要となってきます。

大学での学びを文章に表現するものとして、「① ノート」「② レポート」「⑤ 卒業論文」があります。また、栄養士（管理栄養士）をめざす学生には臨地実習があり、さらに、栄養教諭をめざす人には教育実習が加わってくるでしょう。実習や就職活動においては、「③ 手紙やメール」で自分の思いを伝え、就職活動では、「④ 履歴書やエントリーシート」で自分をＰＲしなければなりません。この本では、①～⑤にそれぞれ１章をあてています。これらの文章は、「自分らしさ」の表現であり、他の人たちとの「差別化」でもあります。そして、自分らしい、価値あるいい文章を書くには、「何のためにその文章を書くのか」という、しっかりした目的意識をもつことが何よりも重要なのです。

したがって、他の文章表現の本の多くが、書き方のノウハウを、構成や表現を中心に説明しているのに対して、この本では、「何のために書くのか」ということにこだわります。何かを書くためには必ず目的があるはずで、その目的は、決してみなさんを苦しめるためのものではなく、みなさんを成長させ、みなさんを成功に導くためのものであるはずです。「書かされるからいやいや書く」「とりあえず書ければいい」という態度ではなく、「何のために書くのか」という目的をしっかり押さえたうえで書くという、主体的な、大学生らしい態度で取り組んでほしいと思います。このことを通じて、立派な、本物の「学生」に成長していきましょう。

この本は、それぞれの章ごとに独立していますので、必要なところだけを読むことも可能ですが、できるだけ早い段階で、全体にざっと目を通し、大学4年間でどういうことを学び、文章に表現しなければならないかを押さえておくとよいでしょう。たとえば、第4章は就職活動に関することですので、入学したばかりの1年生には関係のない章だと思うかもしれません。しかし、1年生のうちから、就職活動では「『学生時代に力を入れたこと』が重視される」ということを知っていれば、それを意識して大学生活を送ることができるでしょう。また、第5章を読み、卒業論文とはどういうもので、どういう知識や技術が必要なのかをあらかじめ知っていれば、授業や実験、実験レポートに臨む態度も、より真剣になってくるでしょう。

そして、実際に文章を書くときには、もう一度、必要なところを見てほしいと思います。「ハンドブック」という書名からわかるように、見開き2ページで1つのテーマを取り上げ、左側で図解、右側で解説するという形でだいたい統一してありますので、すぐに大事なポイントがつかめるようになっています。実例も多く掲載していますので、参考にしてください。

なお、この本は、栄養士・管理栄養士をめざす学生を対象にして書いたものですが、その他の理科系学部や文科系学部の人にも役に立つと思います。文科系学部では書く内容がかなり異なってきますが、書く目的や構成・表現のしかたの基本は共通です。

最後に、くれぐれも注意してほしいのは、文章表現の本を参考にする場合、見本はあくまでたたき台にすぎず、そのまま写してはならないということです。参考書の見本をまねして書く学生が多いことには驚かされます。企業の人事担当者が、学生のエントリーシートに似かよっているものが多いのでうんざりしているという噂もよく耳にします。同じような内容の文を書いてしまうと、他の人と差別化されず、高い評価を受けることもなくなります。見本はあくまでも参考にして、自分なりに工夫し、他の人には書けない「自分らしい」(主体的な)、読む価値のある文章を書いてほしいと思います。

文章を書くことを通して、主体的に学び、主体性のある本物の「大学生」になって、大きく成長し、さまざまな成功を勝ち取っていってください。

# もくじ

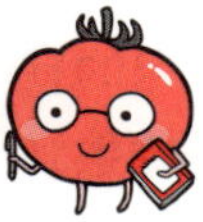

## 3章 手紙・メール術

## 4章 履歴書・エントリーシート術



## 5章 卒業論文術

# 1章

# 講義ノート術

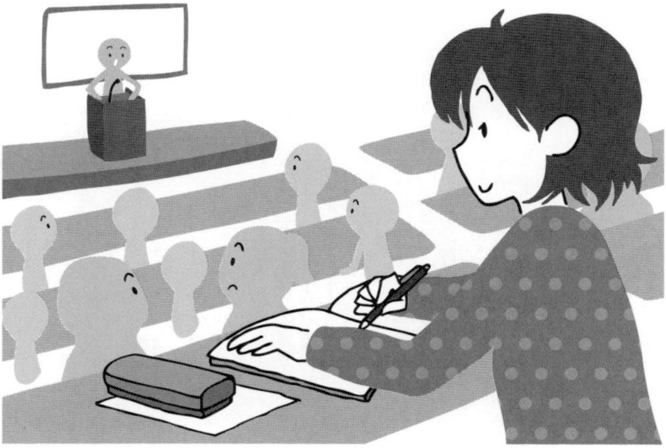

「いい講義ノート」とは、自分にとってわかりやすく、講義内容を再現しやすいノートである。「いい講義ノート」を書くために必要なスキルは、何よりもまず「講義を理解する力」である。そして次に、「ノートに具現化する表現力」が求められる。この章では、「理解力」「表現力」を身につけ、読み返したときに講義内容が再現できるようなわかりやすい「いい講義ノート」を書くためのポイントをマスターしよう。

# 1 ノートを書く目的

講義ノートを書く目的と効果には「講義内容の記録」以上のものがある！

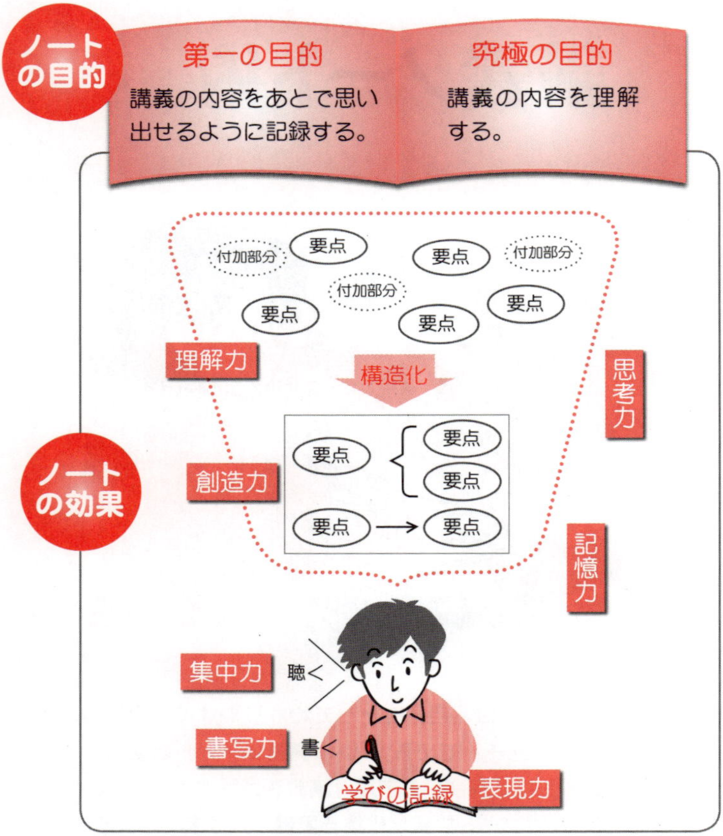

ノートの目的
第一の目的
講義の内容をあとで思い出せるように記録する。
究極の目的
講義の内容を理解する。
付加部分
要点
構造化
理解力
思考力
創造力
記憶力
ノートの効果
集中力
聴く
書写力
書く
学びの記録
表現力


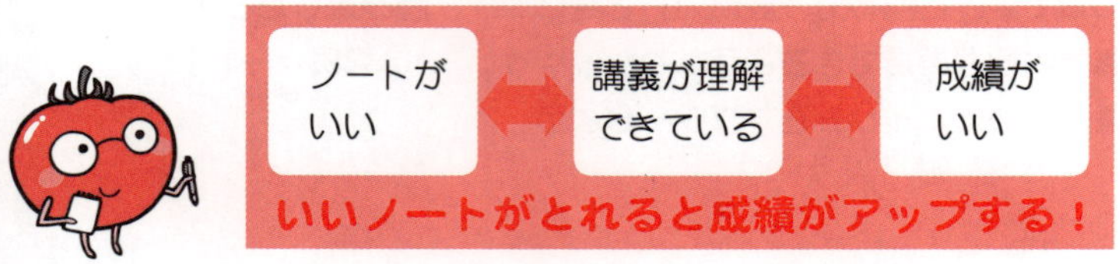

ノートがいい
講義が理解できている
成績がいい
いいノートがとれると成績がアップする！


（参考）p.24 文献 2

### ノートが必要な第一の理由

なぜノートを書かなければならないのだろう。誰もがいちばんに思いつくのは「**講義内容の記録**」だろう。授業にはテストがともなう。人間の記憶には限りがあるため、テスト前に講義内容を再現するには講義内容を記録したノートが必要となってくるのである。

### もっとすごい究極の目的

しかしながら、「ノートを書く」究極の目的は、実はもっとすごいところにある。先生が板書したものを写しておけば十分だった高校生のときと異なり、大学生になれば、講義内容のアウトラインや要点を理解したうえでノートに表現しなければならない。つまり、講義内容が理解できていなければ、ノートは書けない。

というわけで、「ノートを書く」究極の目的は、「**講義内容の理解を確実なものにする**」ということになる。

### さまざまな能力を高める効果もある

そして、「ノートを書く」ことによる効果は、講義を「記録」し、「理解を深める」ということだけにとどまらない。

- 授業で要点を聴き分けるには、かなりの「**集中力**」がいる。
- 要点をとらえ、アウトラインを構造化するには「**創造力**」がいる。
- これらの作業にはすべて「**思考力**」が働く。

さらに、以下の力も必要となる。

- 頭の中で構造化したものをわかりやすくノートに表す「**表現力**」。
- 先生の話を聴きながらノートを書くためのスピード（「**書写力**」）。

「ノートを書く」という行動を通じて、これらの能力がアップすることになる。そして、これら一連の作業の中で「**記憶力**」が増していき、最終的には「学力アップ＝成績アップ」につながっていくのだ。

# 2 高校と大学の授業・ノートの違い

大学の講義スタイル、教科書の使い方、板書のしかたは、高校のときとはかなり違う！

| 高校 | | 大学 |
|---|---|---|
| 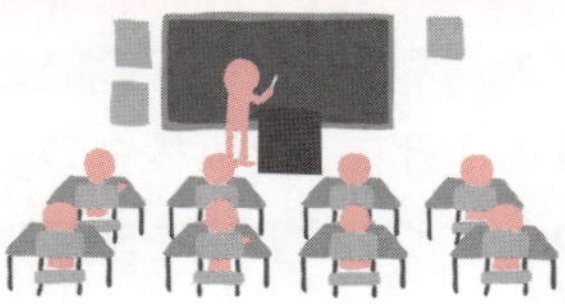 | | 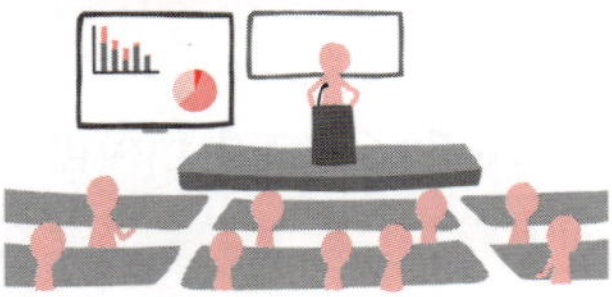 |
| 板書中心 | 授業の進め方 | 話すこと中心 |
| 教科書に沿って授業が行われる。 | 教科書 | 教科書に沿って授業が行われるとはかぎらない。 |
| 先生が大事なポイントをまとめて黒板に書いてくれる。 | 黒板の使い方 | 先生は大事なポイントをまとめて黒板に書いてはくれない。 |

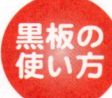

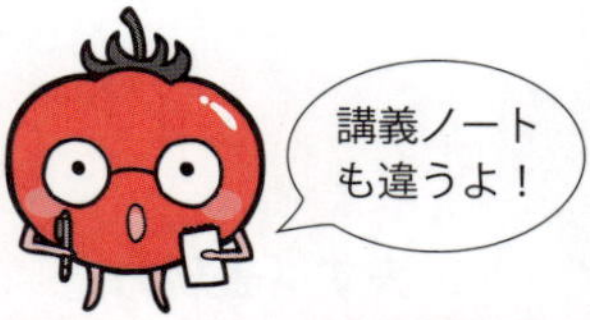


| 高校 | 講義ノート | 大学 |
|---|---|---|
| 先生が黒板に書いたとおりに写せばよい。 | 講義ノート | 先生の話を聞きながら、自分で要点を見つけて書き留めていくことが必要。 |

（参考）p.25 文献 4

## 大学の講義と高校の授業の違い

大学の授業には、**講義**、**ゼミ**（**演習**）、**実験・実習**がある。講義だけを見ても、そのスタイルは先生によってさまざまである。入学したばかりの学生は、高校の授業との違いにとまどうに違いない。

高校では、先生は教科書に沿って授業を進め、授業で大事なポイント（＝要点）をわかりやすく黒板に書いて（板書して）くれ、生徒は、先生の板書のとおりノートに写せばよかった。あるいは、授業内容をまとめたプリントを配ってくれ、ノートをとる必要がなかった。また、先生は、生徒が板書を写し終わるのを待って、次の説明に進んでくれていただろう。

しかしながら、大学では、教科書があっても、必ずしも教科書に沿って講義が行われるとはかぎらない。黒板を使う場合も、補助的な手段として使う先生が多く、ほとんど黒板を使わない先生もいる。

## 講義ノートをとることは非常に困難な作業

したがって、大学では、高校のときのように教科書や板書を頼りにすることはできない。学生は、先生が話すことを聴きつつ、大事なポイント（要点）をノートに書き留めていかなければならない。まずは要点を**聴き分ける力**が必要となる。さらには、高校生のときのように書き終わるまで先生は待ってくれないため、**速く書く能力**（書写力）も要求され、非常に困難な作業を強いられることになる。

## 講義ノートから始まる主体的な学び

実は、この「講義ノートを書く」という困難な作業から、まさに大学生としての「**主体的な学び**」が始まるのだ。先生の板書どおりノートに写していた高校生のときには学ぶ側に主体性はほとんど要求されず、ノートもみな似かよったものになったが、大学のノートは、学ぶ側の主体性に委ねられ、一人ひとり異なった**オリジナル作品**となる。

さあ、主体的に学び、最高のオリジナル作品をつくっていこう！

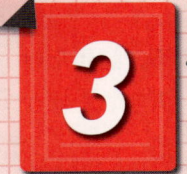

# 3 講義ノートのいろいろなスタイル

講義のしかた（講義スタイル）によって、ノートのスタイルも違ってくる！

## 講義スタイルによって違うノートのスタイル

| 講義スタイル | テキストのスタイル | ノートのスタイル | ノートに書く量 |
|---|---|---|---|
| **① 板書主体型** | 口頭（一部は板書） | ノート | **多い** |
| **② パワーポイント主体型** | パワーポイント | パワーポイントをプリントアウトしたもの | |
| **③ プリント主体型** | プリント | プリント | |
| **④ 教科書主体型** | 教科書 | 教科書 | **少ない** |

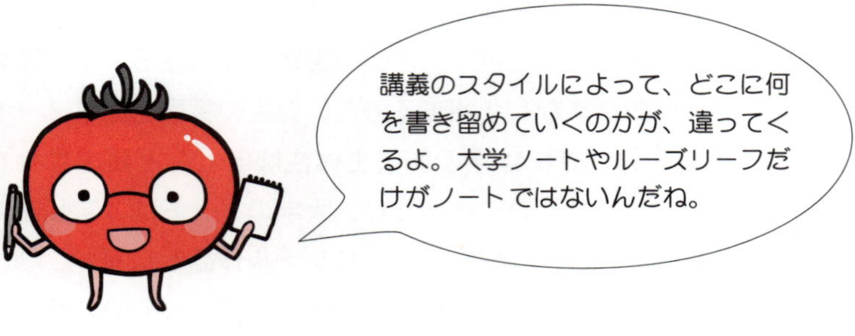
講義のスタイルによって、どこに何を書き留めていくのかが、違ってくるよ。大学ノートやルーズリーフだけがノートではないんだね。

## 4つの講義スタイルとその特色

大学での講義スタイルは、次の①～④のように大きく４つに分けられる。そして、それぞれのスタイルによりノートのとり方も違ってくる。

①「**板書主体型**」

教科書はあっても参考程度に用いられ、先生の口頭での説明が中心となって講義が行われるもので、テキストは先生の話（一部は板書）となる。板書の程度は先生によってかなり幅があり、講義内容を一から自分でノートにまとめる覚悟が必要だ。

②「**パワーポイント（PowerPoint）主体型**」

講義内容の要点をまとめたパワーポイントがテキストで、それを教室前方のスクリーンで見せながら講義が進められる。パワーポイントの使用により板書する時間が短縮され、視覚にも訴えられるというメリットがあるが、一画面に載せられる情報量には限界があるため、全体像がわかりにくいというデメリットもある。

③「**プリント主体型**」

講義内容をまとめたプリントをテキストとして講義が行われるものである。パワーポイントと比べ、情報量が多く、全体像もわかりやすい。教科書よりは情報量が少ないが、構造的にまとまっているため、アウトラインや要点がつかみやすい。

④「**教科書主体型**」

先生が教科書を読みながら講義を進めるタイプであり、いちばん情報量は多いが、要点がつかみにくい。

次ページ以降（p.8 ～ 11）に、①～④の講義スタイル別に実際のノート例を示した。②③④の場合は、それぞれ、パワーポイントを出力したもの、プリント、教科書が、テキストであると同時にノートにもなる。

また、②→③→④の順に内容が詳しくなるため、自分がノートに書き加える量は少なくなる。重要なのは、講義スタイルごとにノートに**自分で何を書き留めておくべきか**ということだ。

Sample

# ノート例① 板書主体型

構造化して、説明や具体例も書き加える。

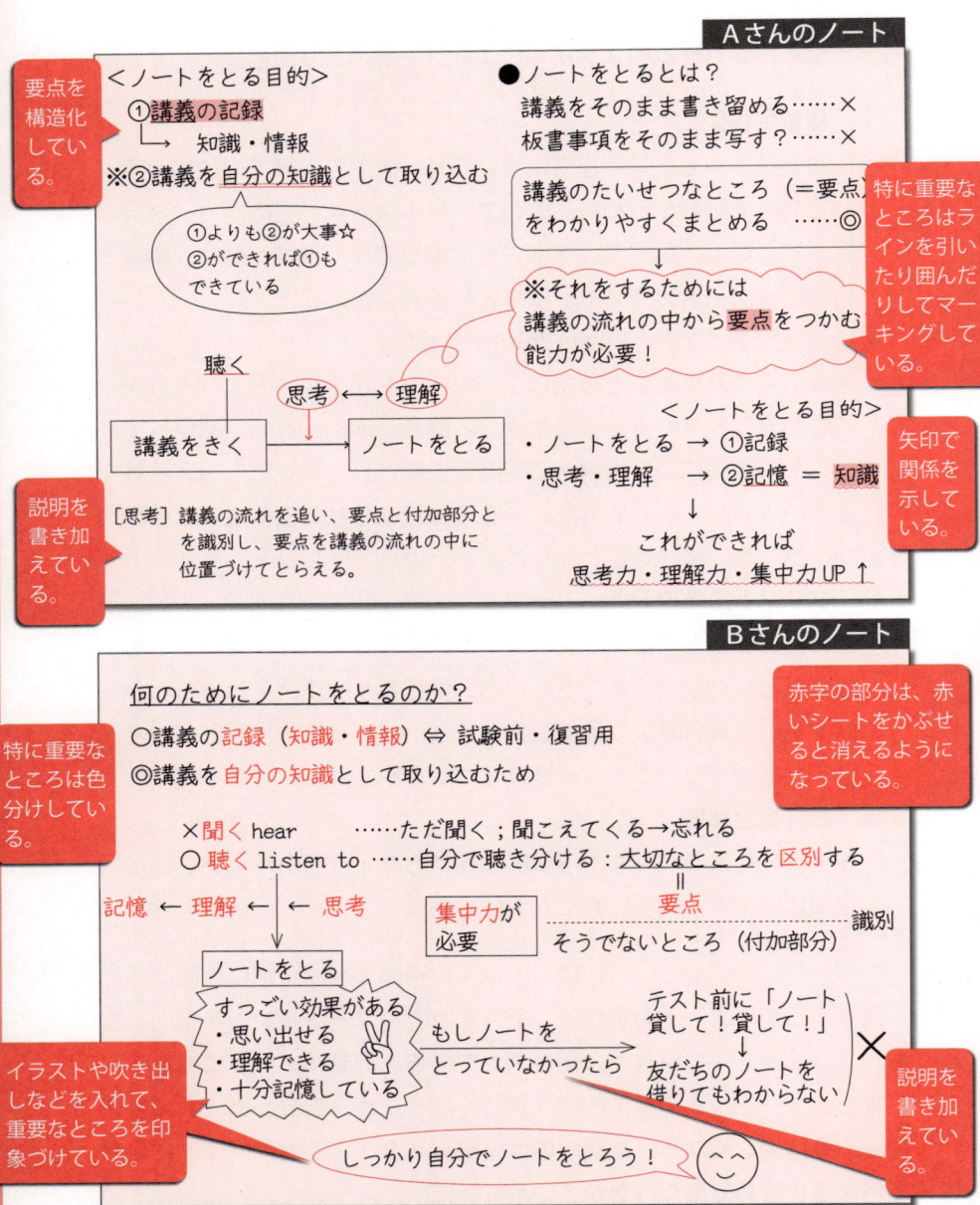

Aさんのノート

要点を構造化している。

＜ノートをとる目的＞

①講義の記録
└→ 知識・情報

※②講義を自分の知識として取り込む

①よりも②が大事☆
②ができれば①もできている

●ノートをとるとは？

講義をそのまま書き留める……×

板書事項をそのまま写す？……×

講義のたいせつなところ（＝要点）をわかりやすくまとめる ……◎

↓

※それをするためには講義の流れの中から要点をつかむ能力が必要！

特に重要なところはラインを引いたり囲んだりしてマーキングしている。

聴く

思考 ⟷ 理解

講義をきく → ノートをとる

説明を書き加えている。

［思考］講義の流れを追い、要点と付加部分とを識別し、要点を講義の流れの中に位置づけてとらえる。

＜ノートをとる目的＞

・ノートをとる → ①記録

・思考・理解 → ②記憶 ＝ 知識

↓

これができれば

思考力・理解力・集中力UP↑

矢印で関係を示している。

Bさんのノート

赤字の部分は、赤いシートをかぶせると消えるようになっている。

何のためにノートをとるのか？

○講義の記録（知識・情報）⇔ 試験前・復習用

◎講義を自分の知識として取り込むため

特に重要なところは色分けしている。

×聞く hear ……ただ聞く；聞こえてくる→忘れる

○ 聴く listen to ……自分で聴き分ける：大切なところを区別する

‖

要点

記憶 ← 理解 ← ｜ ← 思考

集中力が必要

----------------------識別

そうでないところ（付加部分）

↓

ノートをとる

すっごい効果がある
・思い出せる
・理解できる
・十分記憶している

もしノートをとっていなかったら →

テスト前に「ノート貸して！貸して！」
↓
友だちのノートを借りてもわからない

×

イラストや吹き出しなどを入れて、重要なところを印象づけている。

しっかり自分でノートをとろう！

説明を書き加えている。

# Sample　ノート例② パワーポイント主体型

構造化は不要だが、マーキングしたり補足説明や具体例を書き加えたりする。



## 講義ノートを書く目的

ノートに"記憶"させよう!!
⇧
脳の記憶には限界がある

① 第一の目的
講義の内容をあとで思い出せるように☆記録するため
- 先週やったことを思い出せる
- 試験前に見直す

特に重要なところをマーキングしている。

こっちのほうが重要!!

② 究極の目的
☆☆講義の内容を理解するため
講義の大切なところをノートにまとめる ⇒ 講義内容を理解できていないとノートが書けない
（要点）

矢印で関係を示している。

パワーポイントどうしの関係を示している。

∴ノートが書ける＝講義の内容が理解できている

## 講義ノートを書くことに伴う効果

要点をつかむ　要点を構造化する

●理解力・集中力・思考力・創造力・表現力・記憶力アップ ⇔ 学力アップ
- 要点は何かを考えたり書いたりしているうちに覚えてしまう
- わかりやすくノートに表現する

●書写力アップ
＝書くスピード

●学びの記録（学習史）
- 国試や他の教科の勉強のときに役立つこともある
- 自分の自信にもなる

ノートを書く
⇩
学力・成績 UP ↑

重要だと思うところを自分の言葉でまとめ直している。

補足説明を書き加えている。

Sample

# ノート例③ プリント主体型

構造化は不要だが、マーキングしたり補足説明や具体例を書き加えたりする。

20＊＊年＊月＊日（水）
教養演習Ⅰ（担当：西川）

## 第１回　講義ノートを書く

### １．高校生から大学生へ

（１）高校の授業と大学の講義の違い

高校：板書中心
教科書に沿って授業
行われる
板書してくれる

大学：先生の話中心
教科書に沿って授業が
行われるとは限らない
板書してくれるとは限らない

（２）高校の授業ノートと大学の講義ノートの違い

高校：板書をそのまま写せばいい
↓
みんなほとんど同じノート ⇔ 一人ひとり違うノート

大学：先生の話を聞きながら
自分でポイントを書き留める
⇓
ノートは自分でつくらなければならない

特に重要なところをマーキングしている。

具体例を書き加えている。

### ２．講義スタイルによるさまざまなノートのスタイル

| 【講義スタイル】 | ⇒ | 【ノートのスタイル】 |
|---|---|---|
| ① 板書主体型 | ⇒ | ノート |
| ② パワーポイント主体型 | ⇒ | パワーポイントを印刷したもの |
| ③ プリント主体型 | ⇒ | プリント |
| ④ 教科書主体型 | ⇒ | 教科書 |

大学には４種類のノートがある

重要だと思うところを自分の言葉でまとめ直している。

特に重要なところを囲んだりラインを入れたり☆印を付けたりしてマーキングしている。

### ３．講義ノートを書く目的と効果

（１）講義ノートを書く目的

①第一の目的：講義を記録する
②究極の目的：☆講義を理解する

講義内容が理解できなければ書けない ⇒ ノートが書ける ⇕ 講義が理解できている

（２）講義ノートを書く効果

①理解力・集中力・思考力・創造力・表現力・記憶力アップ ⇔ ☆学力アップ
→ 講義内容の構造化
②書写力アップ
→ 書くスピード、字の読みやすさ、漢字力↑
③学びの記録（学習史）

補足説明を書き加えている。

**Sample**

# ノート例④ 教科書主体型

重要なところをチェックしておき、あとでノートに構造化してまとめ直す。



<ノートを書く目的>

**講義ノートを書く目的と効果**

①

なぜノートを書かなければならないのだろう。誰もが思いつくのは「講義内容の記録」だろう。授業にはテストがともなう。人間の記憶には限界があるため、テスト前に講義内容を再現させるには講義内容を記録したノートが必要となる。

しかしながら、「ノートを書く」究極の目的は、実はもっとすごいところにある。先生が板書したものを写しておけば十分だった高校生のときと異なり、大学生になれば、講義内容のアウトラインや要点を理解したうえでノートに表現しなければならない。つまり、講義内容が理解できていなければ、ノートは書けない。☆② 「ノートを書く」究極の目的は「講義内容の理解を確実にする」ということになる。

そして、「ノートを書く」ことによる効果は、講義を「記録」し、「理解を深める」ことだけにとどまらない。授業で要点を聴き分けるには、かなりの「集中力」が、また、要点をとらえてアウトラインを構造化するには「創造力」が、そして、これらの作業にはすべて「思考力」が働く。さらに、頭の中で構造化したものを、わかりやすくノートに表現するには「表現力」が、また、先生の話を聴きながらノートを書くにはスピード（「書写力」）が必要である。「ノートを書く」にあたり、これらの能力はアップし、「記憶力」も増していくだろう。そして、最終的には☆「学力」アップにつながっていくのだ。

ノートを書く ⇒ 学力・成績 UP ↑

☆ <**いいノートを書くために必要なこと**>

それでは、「講義の記録」と「講義を理解する」というノートを書く目的をみごと果たすことができる「いい講義ノート」を書くために必要なスキルについて考えよう。

いい講義ノートを書くためには、まず何よりも①「講義を理解する力」が必要である。大学ではノートづくりに先生の板書は頼りにならず、自らノートをつくらなければならない。先生の講義を聴いて、その講義でたいせつなところ、書き留めておかなければならないところはどこか、まずは聴き分けられることが必要だ。そのためには講義内容を理解する力が必要となる。

そして、「理解力」の次には、頭の中の②理解をノートに具現化する「表現力」が求められる。読み返したときに講義内容が再現できるような、わかりやすいノートを書くことが重要だ。

高校のとき → みんなよく似たノート
大学 → 一人ひとり違う

このように、「理解力」と「表現力」がそろって初めて、いいノートになり、よい成績がとれることが期待できるのだ。

㊂『東大合格生のノートは必ず美しい』→図書館

特に重要なところをマーキングしている。

要点の関係を明確化している。

重要だと思うところを自分の言葉でまとめ直している。

要点の関係を明確化している。

補足説明を書き加えている。

先生から紹介のあった参考文献を書き留めている。

# 4 講義内容を理解する① 要点を押さえる

いい講義ノートを書くためには、まずは講義内容を理解し、要点を押さえる必要がある！

**要点を押さえるには**

講義が始まるまでに集中力を高めておく

講義の前に5～10分の予習をしておく

- 前回のノートを読んでおき、科目全体の中での位置づけを把握しておく。
- テキストの今日の部分を読み、キーワードを押さえておく。

要点と付加的な部分を聴き分ける

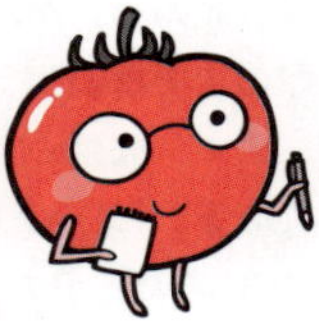

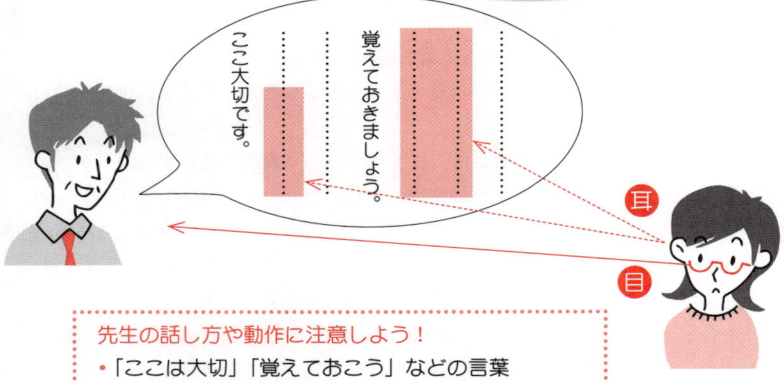


先生の話し方や動作に注意しよう！

- 「ここは大切」「覚えておこう」などの言葉
- くり返し
- 強調（大きな声、強い声、ゆっくりした話し方など）
- 身ぶり手ぶり、顔の表情・視線などの動き

## 要点を聴き分けることの大切さ

「いい講義ノート」を書くには、まずは**講義を理解しなければならない。**

人の話は、中心部分（要点）と付加的な部分からなる。「思考力」を働かせ、講義の流れの中で「**要点を聴き分ける**」ことが必要だ。ところが、先生は順序よく話してくれるとはかぎらず、話があちこちに飛ぶことも少なくない。最初は要点を聴き分けるのが難しいだろうが、「絶対に要点を聴き分けてやるぞ！」という意気込みで授業に臨んでいると、いつか必ず要点を見抜く力がついてくる。あきらめずにがんばってほしい。

## 集中力を高めよう

要点を聴き分けるには、「**集中力を高める**」ことが大切だ。要点と付加的な部分とを聴き分けるには、かなりの集中力が必要となる。授業開始前に「集中力を高める」ことを心がけよう。

そして、先生の話に集中し、「ここが要点だな」ということを示すヒントを、先生の話し方や動作から見つけることが大切だ。「ここ覚えておいてくださいね」といった重要であることを示す直接的な表現や、くり返し言うことで、要点であることが示されることが多い。声が大きくなったり、強くなったり、ゆっくりになったりする話し方や、身ぶり手ぶり、表情・視線などで要点が示される場合もある。できるだけ顔を上げて先生の動きをチェックし、要点を逃さないようにしよう。

## 5分の予習で差がつく

前もってテキストや前回のノートを読んでおくことも、授業を理解するうえできわめて有効だ。シラバスなどを参考にしながら、今回の授業の科目全体の中での位置づけを確認し、何について講義されるのかを把握して、**テキストの該当する部分をざっと読んでおこう**。決して時間をかける必要はない。5〜10分でいい。**キーワード（特に専門用語）をチェックする**だけで十分だ。キーワードになじんでおくと、講義内容に入っていきやすくなり、講義に集中しやすくなり、要点もとらえやすくなる。

# 5 講義内容を理解する② 構造化：骨組み

次に、要点と要点の関係をとらえ、構造化（骨格づくり）をすることが必要である！

## 要点と要点の関係の種類と、関係を表す言語表現

**対等関係** 同じレベル

並列関係 X｜Y
- まずX、次にY、……
- 第１にX、第２にY、第３にZ、……

対立関係 X↕Y
- X、一方（他方）Y
- X、反対（逆）に、Y

**派生関係** 上位・下位の関係

包含関係 X ⊃ Y
- Xには、Yがある
- X － Y

順序関係 X･･･>Y　Y<･･･X
- Xの次にはYが生じる
- X → Y
- Y ← X

〔因果関係〕
- 結果：X、その結果Y
- 原因（理由）：Y、なぜならばX

〔条件関係〕
- 十分条件：Xならば（その結果）Y（となる）
- 必要条件：Y、そのためにはX（が必要）

**要点どうしの関係**

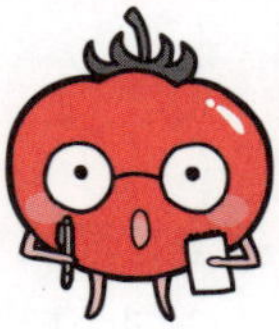

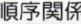

要点どうしが同じレベルなのか上位・下位の関係にあるのかを考えて階層づけしよう。言語表現に注目すると、関係を示すヒントがあるよ。

**階層づけ**

同じレベルの要点は文頭をそろえる。

上位から下位になるにつれ右へ下がっていく。

1. ○○○○○○○○○○
    - ＿＿＿＿＿＿＿＿
    - ＿＿＿＿＿＿＿＿
    - ＿＿＿＿＿＿＿＿
2. ○○○○○○○○○○
    - ＿＿＿＿＿＿＿＿
    - ＿＿＿＿＿＿＿＿
    - ＿＿＿＿＿＿＿＿

### 要点の構造化が必要である

先生の話から要点が抜き出せても、話された順序に要点を羅列しただけでは、あとで読み返したときに講義の全体像が見えず、内容を再現できない。「創造力」を働かせ、**要点と要点の関係性をとらえて構造化する**ことが必要となる。講義内容全体を構造化することで、複雑な話も体系的にとらえられ、あとで読み返したときに講義内容を再現しやすくなる。

### 要点どうしの関係をつかみ、階層づけしよう

要点を構造化するには、ひとまとまりの話ごとに、出てきたいくつかの要点を、同じレベルにあるものなのか、上位・下位の関係にあるものなのかを考え、階層づけしていくことが必要となる。同じレベルの要点は、文頭をそろえて同じ階層に位置づける。レベルが異なる要点は、階層が上位から下位になるにつれ、左から右へ階層づけをしていく。

階層づけをするためには、**要点どうしの関係をつかむ**ことが必要だ。要点Xと要点Yの関係は、大きく次の2つに分けられる。

- 「**対等関係**」……XとYが同レベル
- 「**派生関係**」……Xが上位でYが下位のレベル

どちらかを見きわめるには、関係を表す言語表現に注意するとよい。

「対等関係」には、さらに「並列関係」と「対立関係」があるが、いずれも、XとYが同じレベルであり、同じ階層に位置づけられる。

「派生関係」には、大きく次の2つの場合がある。

- 「**包含関係**」……Xが上位概念でYがその下位概念
- 「**順序関係**」……Xの次にYが生じる

「順序関係」のバリエーションには、「**因果関係**」と「**条件関係**」があるが、いずれもXとYの階層は上位と下位に位置づけられる。

また、「包含関係」か「順序関係」かは、ダッシュ（—）や矢印（→←）のような記号を用いることによって、明確にすることもできる。

# 6 講義内容を理解する③ 構造化：肉づけ

いいノートにするために、要点の骨格に、「説明」「具体例」をうまく肉づけしていこう！

**あとに説明が続く接続表現**

- ～とは
- ようするに
- つまり
- すなわち
- いい換えると
- 簡単にいうと　　など

よりわかりやすい語句に置き換えて、説明される。

**あとに具体例が続く接続表現**

- たとえば
- 例を挙げると　　など

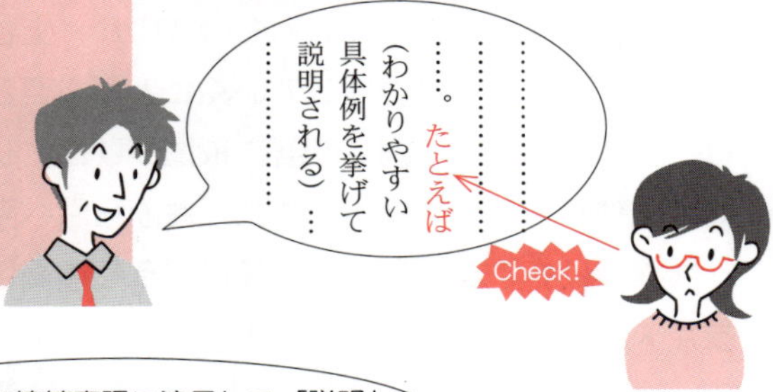
……。たとえば（わかりやすい具体例を挙げて説明される）……
Check!

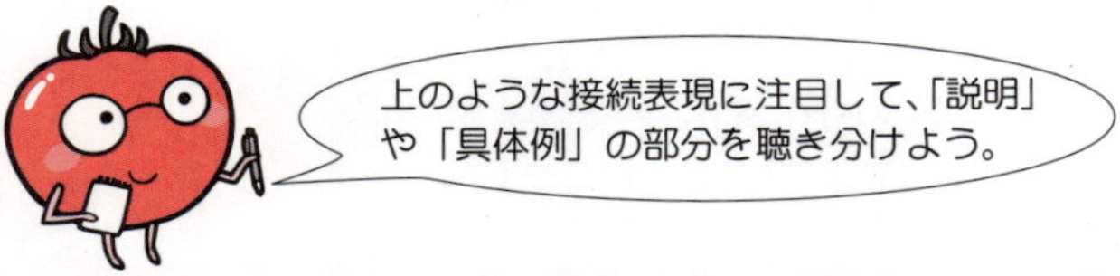
上のような接続表現に注目して、「説明」や「具体例」の部分を聴き分けよう。

## 説明や具体例は自分の言葉でまとめ直して書き加える

**講義**

分析疫学には、代表的なものとして、コホート研究と症例・対照研究がありますが、コホート研究とは、症例・対照研究が過去に注目するのに対して、「前向き研究」ともよばれるとおり、未来に向かって調査するものです。

コホート研究には、どんなものがあるかというと、……たとえば、「ヘビースモーカーの人は肺がんになりやすいのではないか」という仮説を証明するために、ヘビースモーカーの人と煙草をまったく吸わない人が 10 年後に肺がんになる確率を比較対照調査するような場合には、コホート研究が使われます。

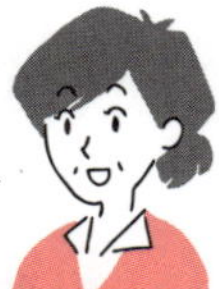

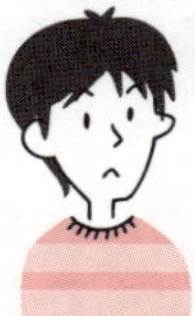

**ノート**

＜疫学研究＞
症例・対照研究 ……過去に注目
コホート研究（前向き研究）……未来に向かっていく調査
e.g.　大量喫煙者 vs. 禁煙者 → 10 年後の罹患率

### 肉づけのたいせつさ

「対等関係」か「派生関係」かを考えながら要点を階層状に構造化し、骨格ができあがったら、次は、付加的な部分のうち、要点を理解するうえで必要なものを選び、**骨格に肉づけをしていく**ことが必要だ。

骨格の部分は抽象的な語句（概念）であることが多い。あとで読み返して、骨格しかなかった場合、講義内容を思い出すことは困難だ。「**説明**」や「**具体例**」を肉づけしていくことにより、抽象的な要点がわかりやすくなり、講義内容が再現できるノートになる。付加的な部分の中から、要点の理解を助ける「説明」や「具体例」を選び、いかにわかりやすくノートに書き加えるかで、いいノートかそうでないかが分かれてしまう。

### 「説明」「具体例」を聴き分ける

「説明」や「具体例」の部分を聴き分けるには、「ようするに」「たとえば」といった、「説明」や「具体例」が次に続くことを暗示する接続表現がヒントになる。これらの接続表現が現れたら、より集中して、ノートに書き留める準備をしよう。

### 自分の言葉で要約する

「説明」や「具体例」は、話が長いことが多いため、先生が話したこと全部を書き写すわけにはいかない。自分の頭でまとめ直し、**自分の言葉でわかりやすく書き加える**必要がある。また、要約した「説明」や「具体例」は、「：」「……」「i.e.」や「例」「e.g.」「ex.」などを使い、要点の理解を補うもの（付加的な部分）であることを明示しておこう。

### その日のうちに肉づけを完成させる

授業中に疑問が残ったところ、理解が不十分だったところには、印を付けておき、あとで調べ、「説明」や「具体例」を補い（補てんし）、肉づけはその日のうちに完成しておくことが大切だ（p.22 ～ 23「ノートは３回復習しよう」参照）。

# 7 ノートに具現化する

**読み返したときに記憶と理解がよみがえるように工夫しながらノートに表現しよう！**

### 余白を十分にとる

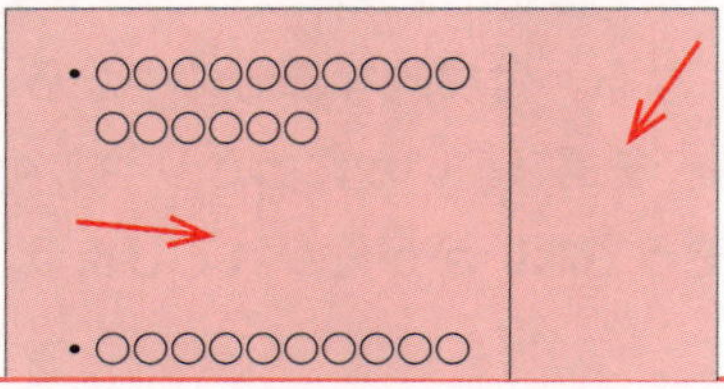


### 見やすいレイアウトにする

1．○○○○○○○○
- ＿＿＿＿＿＿＿＿＿＿＿＿
- ＿＿＿＿＿＿＿＿＿＿＿＿

2．○○○○○○○○
- ＿＿＿＿＿＿＿＿＿＿＿＿
- ＿＿＿＿＿＿＿＿＿＿＿＿

### 重要なところをマーキングする

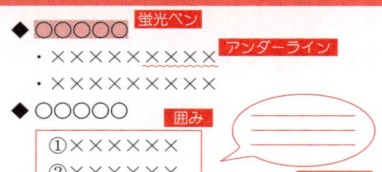

◆ ○○○○○ 蛍光ペン
・××××××××× アンダーライン
・×××××××××
◆ ○○○○○ 囲み
①××××××
②××××××
吹き出し

### 参照ページを書き込んでおく

＿＿＿＿＿＿＿＿＿＿＿＿
＿＿＿＿＿＿ →テキスト p.27 参照
＿＿＿＿＿＿＿＿＿＿＿＿
＿＿＿＿ →問題集 p.54 参照

### コピーを利用する

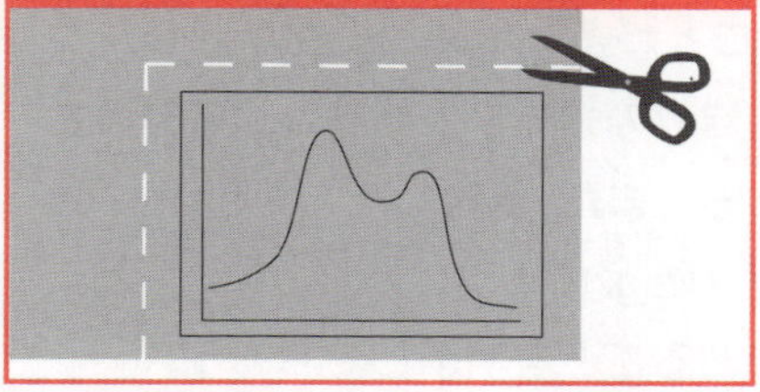

### インデックスや付せんを利用する

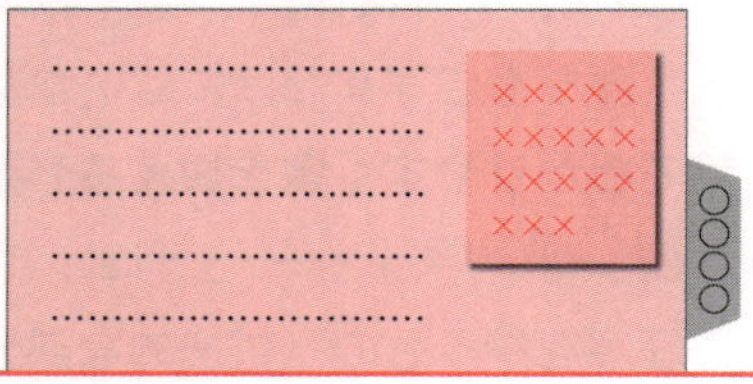

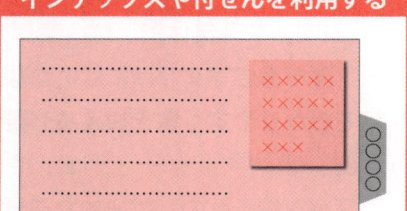

### 記号や略語を利用する

【記号】→　←　⇔　……
＝　≠　＞　＜
【略語】∵（なぜならば）
∴（ゆえに）
e.g.　ex.（たとえば）

見やすく、ポイントがつかみやすく、かつ、効率的につくれるノートにしよう。p.20〜21に実際の例もあるよ。

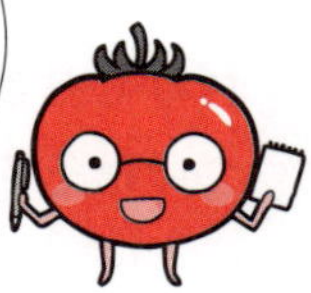

## 「読み返したくなる」「よくわかる」ノートにする工夫

講義の要点をとらえて構造化できたら、それをノートに表現することが必要となる。ノートづくりにきまりはない。次の①〜⑦のような工夫を参考にして、すばらしいノートをつくり、成績アップをめざそう。

**① 余白を十分にとる**

ノートに余白を多くとることによって見やすくなるとともに、あとで調べたことを書き加えることもできる。

**② 見やすいレイアウトにする。**

階層ごとに文頭をそろえる。項目ごとに区切り、見出しをつけ、話のまとまりを明確にする。また、図表やグラフにすると、文章より理解しやすい。ノートを区切るなど、フォーマットを統一するのも有効だ。

**③ 重要なところをマーキングする**

色ペンや蛍光ペンでラインを入れたり囲んだりする。余談や感想を吹き出しで書いたり、キャラクターに語らせたりするのもよいだろう。

**④ 関連するテキストの参照ページを書き込んでおく**

書かれていなければ、あとで照合するのにかなりの時間と労力を費やさねばならなくなってしまう。講義時にこまめに書き込んでおこう。

**⑤ コピーを利用する**

図表や絵や写真、あるいはテキストのうちで講義の理解に役立つもので、コピーで済ませられるものはコピーして貼っておこう。

**⑥ インデックスや付せんを利用する**

ノートにページ番号を書き、目次やインデックスをつけると、どこに何が書かれているかがすぐわかる。特に、国家試験の勉強などで授業終了後も使うノートには有効だろう。授業で理解しきれなかった部分や疑問点には付せんを貼っておくとよい。また、付せんには、あとで調べたことを書いて貼る、という使い方もある。

**⑦ 記号や略語を利用する**

矢印や等号・不等号、大小記号などの記号や、略語を使うと、書く時間が短縮されるだけでなく、文章で書くより見た目がスッキリする。

# Sample ノートの工夫例（板書主体型）

## 改善前

記述疫学
　因果関係の仮説の設定　　分析疫学　仮説の証明
因果関係の決定　介入研究

> 板書されたまま写したため、記述疫学・分析疫学・介入研究の関係がわかりにくくなってしまっている。

分析疫学
◎介入はしていない
1.　コホート研究（前向き研究）

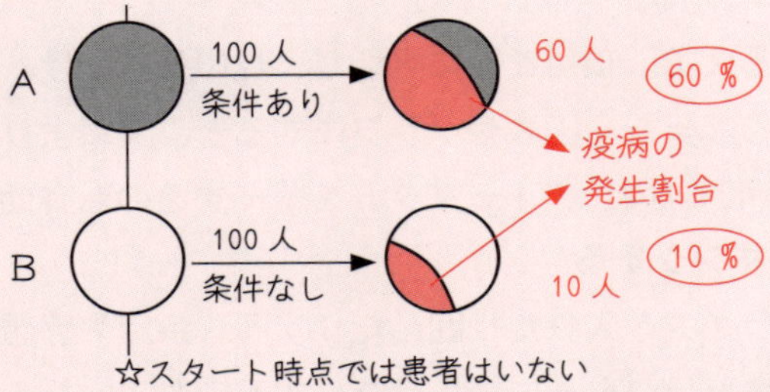

A
100人
条件あり
60人
60％
疫病の
発生割合
B
100人
条件なし
10人
10％
☆スタート時点では患者はいない


分母があると
率が出る

相対危険
60/10＝6
寄与危険
0.6－0.1＝0.5

> 指標を求める式がわかりにくい。

2.　症例・対照研究（後向き研究）

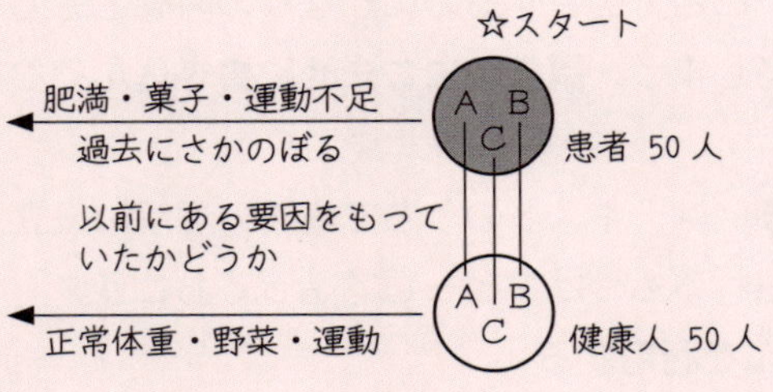

☆スタート
肥満・菓子・運動不足
過去にさかのぼる
A B C
患者 50人
以前にある要因をもっていたかどうか
A B C
正常体重・野菜・運動
健康人 50人


人数はわかっているが、
何人に対しての50人か
わからないので、
分母がわからない
↓
率が出ない

オッズ比を出す
例）菓子好き30人
　　菓子好き10人

| | 糖尿 | 健康 |
|---|---|---|
| 菓子好き | 30 | 10 |
| | 20 | 40 |

オッズ比
30×40÷20×10＝6

> 指標を求める式がわかりにくい。

バイアスや交絡因子の危険が多い
　交絡因子をなくすには……
　　⇒ マッチドペア（マッチング）をして防ぐ
　　　＝ 性、年齢、食環境などをそろえる

# 改善後

疫学研究の関係と今回行う「分析疫学」の位置づけがわかりやすく図式化されている。

あとで引きやすいようページ番号を付けている。

日付

38

Date：20＊＊年＊月＊日（＊）

**疫学研究**

| 記述疫学 | | 分析疫学 | | 介入研究 |
|---|---|---|---|---|
| 因果関係の仮説の設定 | ⇨ | 因果関係の仮説の証明 | ⇨ | 因果関係の決定 |

先生の口頭での説明が加えられている。

インデックスを付けてあとで引きやすくしている。

栄養疫学

**分析疫学**

㊜ p. 72～73

記述疫学で推定された因果関係の仮説にしぼって、その因果関係が成立するかどうか観察的手法により検討する。

1．コホート研究（前向き研究）…未来に向かって見ていく
検査途中介入はしない！

教科書や参考書の参照ページを書いておくと、あとで見直しやすい。

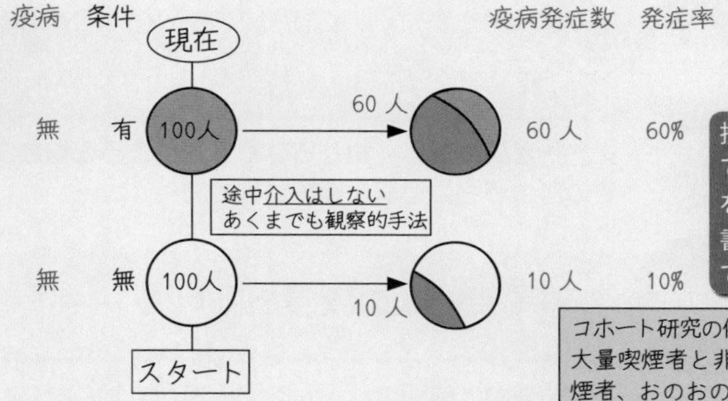

疾病　条件
疾病発症数　発症率
現在
無　有
100人
60 人
60 人　60%
途中介入はしない
あくまでも観察的手法
無　無
100人
10 人
10 人　10%
スタート


授業後に自分で調べたことを、付せんに書いて追加している。

参考
環境と健康
p. 48 ～50

コホート研究の例：大量喫煙者と非喫煙者、おのおの 10 万人において 10 年間追跡調査を行い、肺がんに関する罹患率を調査研究する

(参照)
ノート p. 33

**相対危険**（疾病と危険因子の曝露との関係の強さ）

$$\frac{60\text{人}/100\text{人}}{10\text{人}/100\text{人}} = 6$$ ⇒関係が強い！

**寄与危険**（危険因子の曝露によって罹患の危険がどれだけ増えたか）

60 人 /100 人－10 人 /100 人 ＝0.5　⇒影響㊀

先生の話やテキストでたいせつなところをまとめている。

**コホート研究の特徴**

- 当該疾病の非罹患者を対象とし要因の曝露により将来疾病が発生するかどうかを調べる方法
- 母集団がわかる
- バイアスが少ない
- 観察期間が長期に渡る←追跡調査
- 費用・労力が大きい

表 6－3　コホート研究の四分位表と尺度・指標

1．四分位表（2 × 2 分割表）

| | | 罹患 あり | 罹患 なし | 計 |
|---|---|---|---|---|
| 要因 | 曝露群 | A | B | A＋B |
| | 非曝露群 | C | D | C＋D |

2．尺　度
- 要因曝露群における累積罹患率
- 要因非曝露群における累積罹患

3．指　標
- 相対危険：$RR = Cle / Clu$
- 寄与危険：$RD = Cle - Clu$

関連項目をわかりやすくまとめてある参考書の図表をコピーして貼っている。

# 8 ノートは3回復習しよう

記憶と理解を定着させるために、ノートは
3回読み返そう！

**講義** 講義中に

聴き取れなかったところや書ききれなかったところ、疑問が残ったところ、理解が不十分だったところに、印を付けておく。

**1回目の復習** その日のうちに

ノートを読み返し、わからなかったところを書き加えるなどして、その日のうちに理解を確実にしておく。

**2回目の復習** 1週間後（次の講義の前）に

復習も兼ねて前回のノートを読み返して学んだことを思い出し、その科目全体の中での今回の授業の位置づけを押さえておく。

**3回目の復習** テストの前に

ノート全体を読み返しながら内容を確認する。重要なポイントをまとめた『まとめノート』をつくると理解がさらに深まる。

【管理栄養士国家試験関連科目の場合】

**+α** テストのあとに

テストに出たところやできなかったところなどをノートにチェックしておくと、「参考書」のようになり、国家試験勉強にも役立つ。

## なぜ復習が大切なのか

授業中に聴き取れなかったところや書ききれなかったところ、疑問が残ったところ、理解が不十分だったところには、必ず印を付けておき、あとで補う（補てんする）ようにしたい。**その日のうちにノートを読み返し**、友だちのノートを見せてもらったり、自分で調べたり、先生に聞いたりして、理解を確実にしておこう。できるだけ講義の記憶が残っているうちにノートを完成させておくことが大切だ。あとになればなるほど補てんは難しくなるからだ。

また、**記憶を定着させる**には、**ノートを３回復習する**ことをお勧めする。

## ３回の復習を実行しよう

**１回目：その日のうちに**

講義のあったその日のうちにその日のノートを読み返し、わからなかったところを書き加えるなどして、その日のうちに理解を確実にしておこう。

**２回目：１週間後（次の講義の前）に**

講義の１週間後の講義の前に、復習も兼ねて、前回のノートを読み返し、前回学んだことを思い出し、科目全体の流れの中での今回の講義の位置づけを押さえておこう。

**３回目：テストの前に**

ノート全体を読み返しながら、内容を確認しよう。特に重要なポイントをまとめた『まとめノート』をつくればさらに理解が深まるだろう。

## 管理栄養士国家試験関連科目のノートならば

管理栄養士国家試験に関係のある科目の場合は、学内・学外模試などのテストを受けてみて、テストに出たところや理解が不十分だったところなどをノートにチェックしておくと、より完成度の高い「参考書」となり、国家試験の勉強をするときにもきっと役に立つだろう。

# 参考図書紹介

## 1 『東大式合格ノート術』
栄光ゼミナール監修、東大ベストセラー出版会 PICASO 著（2009 年、辰巳出版）

参考図書３の『東大合格生のノートはかならず美しい』を意識して書かれたことがうかがえ、重なっているところもいくつか見られるが、前著がレイアウトの「美しさ」を追求して７つの法則を提言したのに対して、「記憶に残るノート」ということを追求して、① 余白をつくる、② 見やすく編集する、③ キーワードを抜き出す・つなげる、④ 自分のことばで書きまくる、⑤ １冊・１枚・１見開きで書く、という「５つの原則」を掲げているところに少し違いが見られる。そして、「５つの原則」それぞれについて、具体的な方法を紹介し、ひとつひとつていねいにわかりやすく説明している。効率よく「ノートの達人」になりたい人にはぜひ読んでほしい「ノートの書き方」本の傑作である。

## 2 『受講ノートの録り方　大学・短大で学ぶ人のために』
斎藤喜門著（1983 年、蒼丘書林）

刊行時の時代（1983 年）に早くも「ノートを書く」ことの大切さに注目した、「ノートの書き方」についての最初の体系的な本といえる。昨今の「ノートの書き方」本が「ノートの書き方」のスキル中心になっているのに対して、この本では、「どうしてノートを書くことが大切か」という根本的な問題から書かれているところがすばらしい。著者は、「ノートのもつ意味・機能」として、① 知識・情報の収集とその記録、② 学習史、③ 集中力を養う、④ 理解力・思考力・創造力につながる、⑤ 書写力を身につける、ということを挙げている。「ノートの書き方」本の歴史に残る名著だといえる。

## 3 『東大合格生のノートはかならず美しい』
太田あや著（2008 年、文藝春秋）

世間の多くの人々を「ノート」というものに注目させ、「ノートを書く」本ブームの火つけ役となった本である。この本の出版をきっかけに、今人気のコクヨ「ドット罫線入りノート」も誕生したそうである。著者は、ある１人の東大生の受験時代の１冊のノートの美しさに感動し、東大合格生の 200 冊を超える受験時代のノートを集め、その「迫力のある美しさ」に共通する７つの法則 ―― ① **と**にかく文頭はそろえる、② **う**つす必要がなければコピー、③ **だ**いたんに余白をとる、④ **い**ンデックスを活用、⑤ **の**ートは区切りが肝心、⑥ **お**リジナルのフォーマットをもつ、⑦ **と**うぜんていねいに書いてある――を見い出した。この本では、実際のノートがたくさん紹介されていて、本を手にとった人もその「美しさ」に感動し、ノートがひとつの芸術作品であることを感じるだろう。そして、自分の作品（ノート）をつくってみたくなる。とくに「英語」や「生物」のノートは、大学生でもたいへん参考になる。ぜひ手元に置いておきたい１冊である。

## 4 『大学生 学びのハンドブック』
世界思想社編集部編（2008年、世界思想社）

この本は、「ノートの書き方」だけでなく、大学のしくみや勉強のしかたについて、『高校までとどう違うのか』という観点から紹介し、高校生から大学生への移行を円滑にすることを目的として書かれた本である。第Ⅰ部 大学生のスタディ・スキルズ、第Ⅱ部 大学生のパソコン・スキルズ、第Ⅲ部 大学生の基礎知識、からなっており、第Ⅰ部の最初に「ノートのとり方」がある。第Ⅰ部は、「ノートのとり方」に続いて、「テキストの読み方」「レポートの書き方」「資料の探し方」「図書館の使い方」「ゼミ発表のしかた」「大学の試験」といった、大学での勉強のしかた全般についてわかりやすく説明されており、大学に入学したばかりの学生にとても役立つ内容になっている。

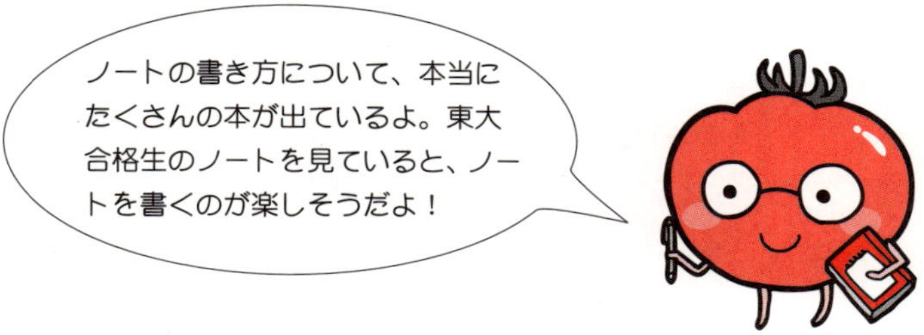
ノートの書き方について、本当にたくさんの本が出ているよ。東大合格生のノートを見ていると、ノートを書くのが楽しそうだよ！

知っておきたい表現スキル

Q ワンポイントアドバイス

# 読点はどこに打ったらいいのですか？

A 文の最後に打てばいい「句点（。）」に対して、「読点（、）」は、どこに打てばいいのかわかりにくく、困っている人も多いと思います。日本の言語政策をつかさどっている文化庁の指針では、

① **「この問題は、」**のように、**主題を示す「は・も」のあと**
② **「広い、明るい部屋」**のように、**対等に並列する同種類の語句の間**
③ **「しかし、」「もし、」**など、**文の始めに置く接続詞・副詞のあと**
④ **「が、」「ば、」「ので、」**などで**限定を加えたり、条件を挙げたりした語句のあと**
⑤ **「他の、官庁の建物」**のように、**語句を隔てて限定修飾する語のあと**
⑥ **「原則として」**のような**挿入句が文の途中に入ったときの前後**
⑦ **「ふかや、さめのような魚」**のように、**仮名が続いて読みにくくなるときの文節の区切り**

を、読点を用いる場合としていますが、これら以外にも読点を打ったほうがいい場合や、これらの中で必ずしも読点を打たなくてもいい場合もありますので、やはり「読点」はひと筋縄ではいきません。

**１つの文が、２つ以上の文からなる場合の文の切れ目には必ず読点を打たなくてはなりません**ので、これだけはしっかりと押さえておきましょう。文化庁の④の場合にあたります。

また、**できるだけ１文は、１つか２つの文に収《おさ》める**ことをおススメします。多くの本で、文をわかりやすくするために、１文の長さを 40 ～ 60 字くらいに収めるように書かれていますが、文のわかりやすさを決めるのは、字数ではなく、文の数だといえます。３つ以上の文が続くと、文のつながりがわかりづらくなってきます。１つの文は２文までに収めるようにして、２文からなる場合には、文と文の間に読点を打って区切りを明確にしましょう。

# 2章

# レポート術



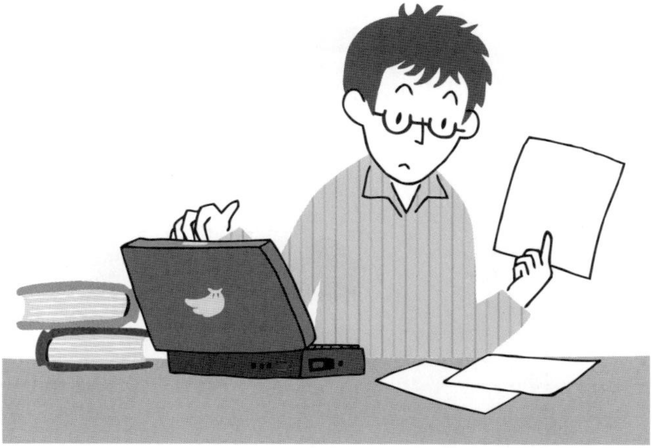

大学に入るとレポートの提出を求められる回数が格段に増える。「いいレポート」を書くには、まずはレポートの基本構成とそれぞれのパートに何を書くのかを知ることが大切である。さらに、レポートには特有の表現があるので、使えるようにしておくことも必要である。卒業論文の執筆や、社会人になってから報告書づくりなどをするときの土台ともなるので、レポートを書くスキルをしっかり身につけておこう。

# 1 レポートを書く目的

レポートを書くことは、卒業論文を書くため、社会人になるための土台づくりになる！

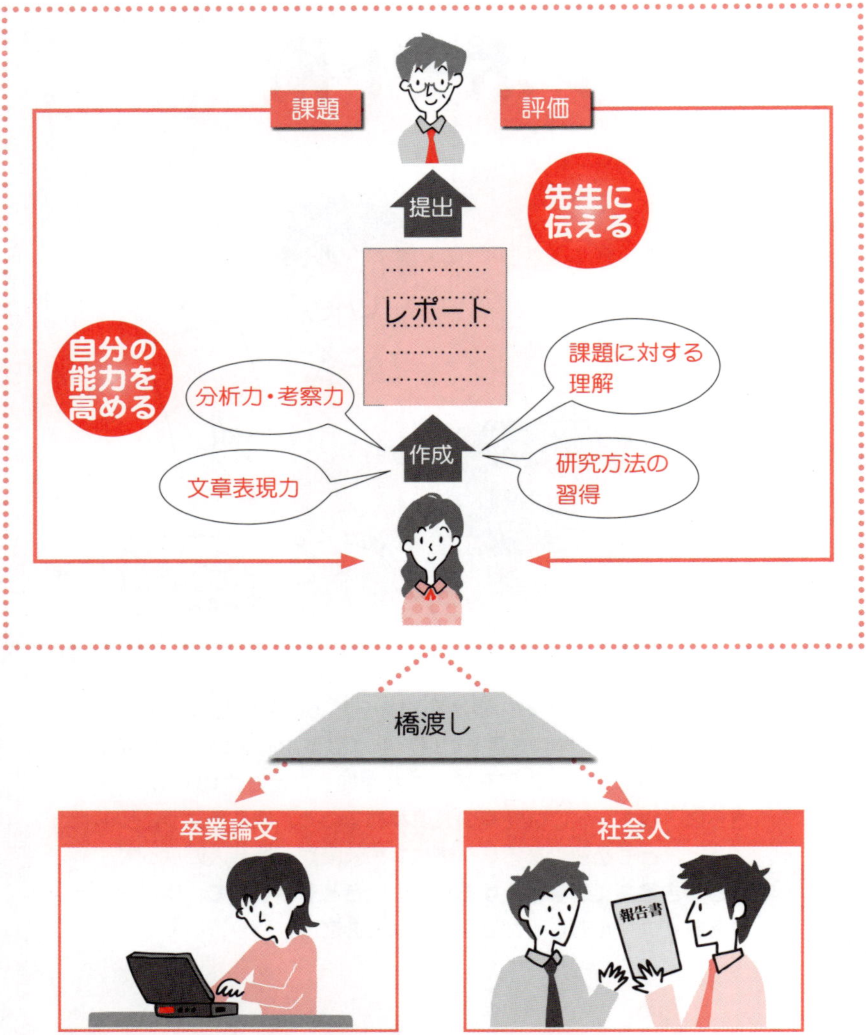

課題
評価
提出
先生に伝える
レポート
自分の能力を高める
分析力・考察力
課題に対する理解
作成
文章表現力
研究方法の習得
橋渡し
卒業論文
社会人
報告書

## レポートを書く第一の目的

レポートを書くいちばんの目的は、「授業の内容をきちんと理解している」ということを、授業を担当している**先生に伝える**ことである。レポートも試験のように評価がなされるが、「答え」だけが求められる試験とは違い、「答え」に至った過程も重視され、その中で、授業内容がきちんと理解できているかどうかが判断（評価）される。したがって、授業内容をきちんと理解できていることが読む相手に伝わるように、「答え」に至るまでの過程をしっかりレポートすることが大切である。

## 自分の能力を高めることにもなる

レポートには、上で述べた目的だけでなく、**自分の能力を高める**という目的（効果）もある。レポートを書くことにより、「実験・調査の知識や技術」、「課題の目的をきちんと把握して正しい実験・調査を遂行する力」、「結果を的確に分析して自分の意見を述べる力」が身につくとともに、その中で課題に対する理解も深まる。さらには、レポートにふさわしい文体や表現で文章が書ける能力を身につけることもできる。これらの能力を高めようという意識をもってレポートに取り組んでいこう。

## 研究者や社会人への橋渡しとして

レポートを書くのは、３年後に控えた「卒業論文」に対する準備でもある。レポートを通じて、学術論文を書くのに必要な、「問い（課題）に対して研究（実験・調査）し、答えを出していく知識・技術・能力」を磨くわけである。これは、大学卒業後、大学院や研究所などで研究を行う場合に書かなければならない「研究論文」にもつながるものである。

つまり、「レポートを書く」ということは、「卒業論文」・「研究論文」といった「学術論文」の準備という意味では、「**研究者への橋渡し**」であり、ビジネス文書を書く力を磨くという意味では「**社会人への橋渡し**」である。卒業後、りっぱな研究者、社会人になれるかどうかが、学生時代のレポートへの取り組み方に大きくかかっているといえるだろう。

# 2 レポートと感想文との違い

大学で書くレポートは、感想文とは違うことを肝に銘じておこう！

**感想文** / **レポート**

### 主張の内容

感想文：考えたこと・感じたこと・思ったこと
⇒**主観的**なものでもよい

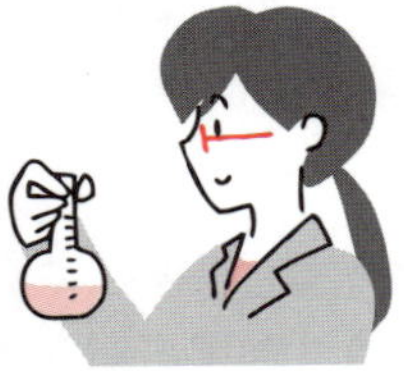

レポート：問いに対する答え
⇒**客観的**なものでなければならない

### 主張の根拠

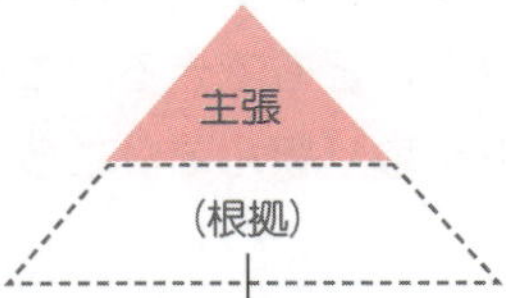


感想文：特に必要としない

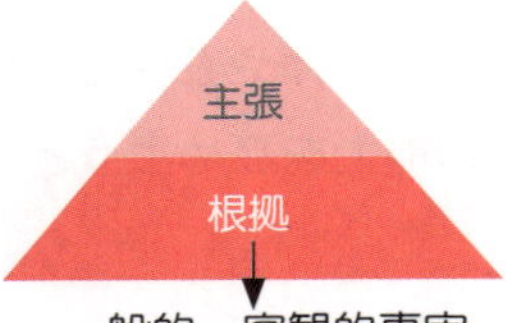


レポート：一般的・客観的事実である根拠が必要

### 形式

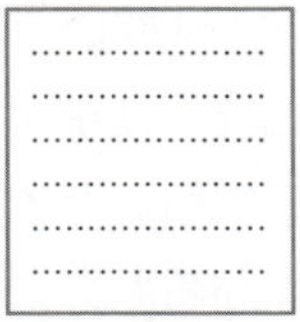

感想文：かなり自由

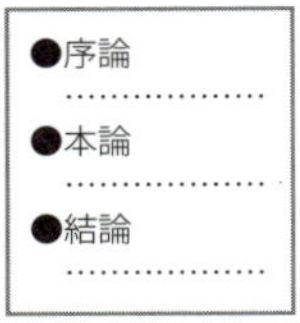


レポート：一定形式（3部形式）

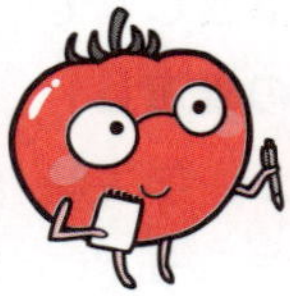

**レポートと感想文は大きく違う**

（参考）p.59 文献3

## レポートは感想文ではない？

大学生になると早々にレポートを提出するよう言われ、初めて書く「レポート」というものにとまどうことだろう。また、レポートを書き始めたばかりのころは、「レポートになっていません。これでは感想文です」と先生から言われ、なぜそう言われるのか、よく理解できなかった経験のある人が多いのではないだろうか。「レポート」は、高校生のときまでに提出してきた「感想文」とどう違うのだろうか。



## レポートは「課題」に対する「答え」

「感想文」が、自分の体験について、考えたこと・感じたこと・思ったことを主張する（書く）のに対して、「レポート」は、**「課題」（テーマ）とよばれる「問い」があらかじめ与えられ、その「問い」に対する「答え」**を自分の考え（意見）として主張する（書く）ものである。

そして、感想文の形式はかなり自由度があるのに対して、**レポートの形式は基本的には決まっている**（p.34 ～ 35「レポートの構成と書式」参照）ので、その形式は無視できず、きちんと把握し、守ることが必要になる。実験レポートや調査レポートのように章立てや見出しがほぼ決まっている場合もある。

## レポートは客観的な根拠を必要とする

そして、「感想文」の『主張』が必ずしも『根拠』を必要とせず、主観的なものであってもよいのに対して、「レポート」の『主張』は、必ず**客観的な『根拠』**を必要とする。『根拠』から導かれた『主張』は、誰もが納得するような客観的なものでなければならない。そこが感想文とレポートの大きく異なるところだ。したがって、「レポート」では、客観的な『根拠』を得るために**実験や調査**などが行われ、そこから客観的にわかったことが『主張』されることになる。

この章で、卒業論文の基礎ともなる「レポート」について、基本的なところからしっかりと学んでいこう。

# 3 レポートの種類

大学で書くレポートには「実験レポート」「調査レポート」など、いくつかの種類がある！

## 大学で書く主なレポートの種類

| | |
|---|---|
| **検証型レポート**<br>実験や調査に基づいて意見を主張する | 実験レポート<br>（実験を行い、結果を分析する）<br><br>調査レポート<br>（調査を行い、結果を分析する） |
| **論証型レポート**<br>文献・資料に基づいて意見を主張する | テーマについての文献・資料を調べ、それに基づいて自分の意見を主張する。論述過程に重点が置かれる。 |
| **その他のレポート** | 科目レポート<br>・問題演習型レポート<br>・感想レポート<br>・まとめレポート<br><br>実習報告 |

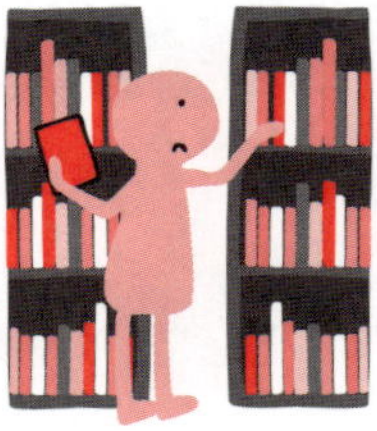

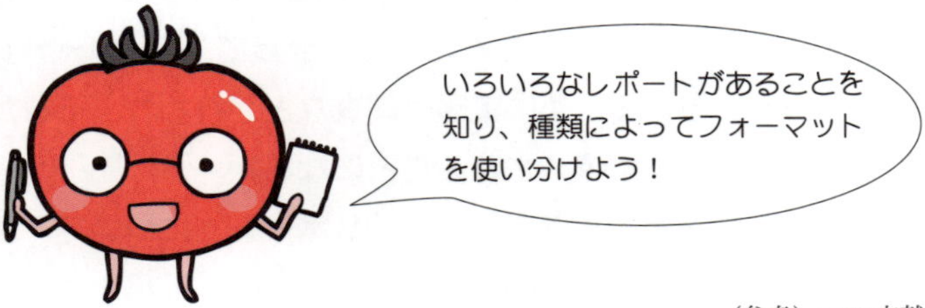
いろいろなレポートがあることを知り、種類によってフォーマットを使い分けよう！

（参考）p.59 文献３，４

## レポートの種類と趣旨

レポートとは、一般的には、「**調査や研究結果をまとめた『報告書』**」であり、社会人になると、ことあるごとに提出させられるものである。大学でのレポートには、主に次のようなものがある。

- 「**実験レポート**」：課題について実験を行い、結果を分析し、わかったことを述べる。
- 「**調査レポート**」：課題について調査を行い、結果を分析し、わかったことを述べる。
- 「**論証型レポート**」：あるテーマについて、文献・資料などにもとづいてわかったことから、自分の意見を主張する。
- 「**実習レポート**」（**実習報告**）：学内の実習や学外の臨地実習、教育実習で学んだことをまとめる。

そのほか、科目によって独特の「科目レポート」もある。たとえば…

- 「**問題演習型レポート**」：数学の問題を解いたり、コンピュータのプログラムを書いたりする。
- 「**感想レポート**」：講義や講演を聞いたあとや、見学などに行ったあとなどに感想を書く。

## レポートのフォーマット

「実習レポート」（実習報告）や「科目レポート」は、科目ごとにフォーマット（構成）が異なるが、「実験レポート」「調査レポート」といった「検証型レポート」や、「論証型レポート」は、科目にかかわらずフォーマットがだいたい決まっている（p.34～35「レポートの構成と書式」参照）。とくに、理系の学生がよく書き、卒業論文にもつながってくる「実験レポート」「調査レポート」は、レポートの表題（タイトル）はもちろん、章立て・見出しまで共通の場合がほとんどである。一方、「論証型レポート」は、表題に加え、章立てや見出しも自分で考えることになる。

# 4 レポートの構成と書式

レポートは3部構成になっていることを知り、全体の仕上がりイメージをつかもう！

## 検証型レポートの場合

構成 ／ 章立てと見出し

| | 【実験レポート】 | 【調査レポート】 |
|---|---|---|
| Ⅰ. 序論 | ・目的 | ・目的 |
| Ⅱ. 本論 | ・方法　実験対象<br>実験方法<br>データ処理方法 | ・方法　調査対象<br>調査方法<br>データ処理方法 |
| | ・結果 | ・結果 |
| | ・考察 | ・考察 |
| Ⅲ. 結論 | ・結論 | ・結論 |
| | ・感想 | ・感想 |
| | ・参考文献 | ・参考文献 |

## 表紙例

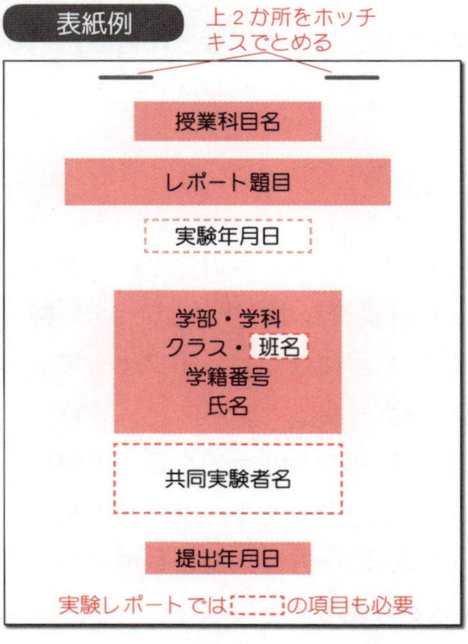

上2か所をホッチキスでとめる
授業科目名
レポート題目
実験年月日
学部・学科
クラス・班名
学籍番号
氏名
共同実験者名
提出年月日
実験レポートでは の項目も必要


## 本文書式例

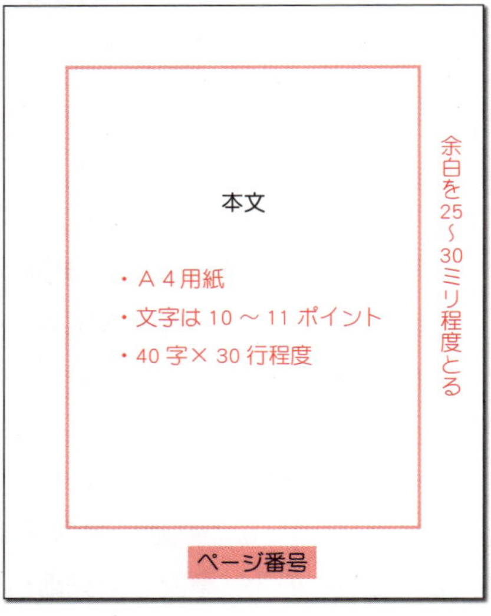

本文
・A4用紙
・文字は10〜11ポイント
・40字×30行程度
余白を25〜30ミリ程度とる
ページ番号

### レポートの基本は３部構成

いいレポートを書くには、まずは、レポートの構成と、それぞれのパートに何を書けばいいかをしっかりとマスターすることが大切だ。

レポートは、「**序論**」「**本論**」「**結論**」の３部から構成される。「**参考文献**」がある場合にはいちばん最後に書く。「**感想**」は、担当の先生から書くように指示があった場合のみ「結論」のあとに書く。



### 章立ては決まっているか

**① 章立てが決まっている場合……検証型レポート（実験・調査レポート）**

大学の授業で行う実験は、予測される答え（予想値）があり、それと同じ「結果」（実験値）を出すことをめざす中で、「原理」を理解し、実験技術を習得していくことが目的である。そのため、「**実験レポート**」は、「**目的**」「**方法**」「**結果**」「**考察**」（「**結論**」）「**感想**」という章立てになる。「**調査レポート**」は、「実験レポート」と「方法」の中身が異なる（「実験」→「調査」となる）だけで、章立てはまったく同じである。

**② 章立てが決まっていない場合……論証型レポート**

「実験レポート」「調査レポート」はテーマが具体的なものに絞られ、表題（タイトル）も共通だが、「**論証型レポート**」は、大きなテーマから自分で話題を絞らなくてはならない。よって、**表題は人により異なる**。また、「序論」「本論」「結論」の３部構成は同じで、「序論」に研究目的を、「結論」にまとめを書くのは「検証型」と同じだが、「論証型」では、「本論」に「研究方法」を書かず、文献や資料から得られた「結果」とそれに対する「考察」だけを書く。「本論」の章立てや見出しは、自分で考えなければならず、**人により章立てや見出しが異なってくる**。

### ２つの型のレポートについて学ぼう

この本では、まず、卒業論文につながる「検証型レポート」の構成と各パートに書く内容や書き方を学ぶ。「検証型レポート」の基本をしっかり身につけたあと、「論証型レポート」への対応のしかたも学ぼう。

# Sample　レポート例① 実験レポート

## 実験名：沈殿滴定法によるしょう油中の塩化ナトリウムの定量

**目的**

沈殿滴定法のモール（Mohr）法およびフォルハルト（Volhard）法を用いてしょう油中の塩化ナトリウム量を定量する。

**原理**

1. モール法

$AgNo_3$ 標準液を用いて $Cl^-$ イオンを滴定する方法で、指示薬としてはクロム酸カリウムを用いる。

$$Ag^+ + Cl^- \rightarrow AgCl \downarrow$$

$$CrO_4^{2-} + 2Ag^+ \rightarrow Ag_2CrO_4 \downarrow$$

$Ag_2CrO_4$ の赤褐色の沈殿が始まったところを滴定の終点とする。

2. フォルハルト法（略）

方法

**器具と試薬**

しょう油、評定済み 0.1N 硝酸銀（F ＝ 1.002）標準液、2%クロム酸カリウム（指示薬）、6N 硝酸、ニトロベンゼン、鉄ミョウバン（指示薬）、褐色ビュレット、ホールピペット、メスフラスコ（250mL）、三角フラスコ（100mL）　　（以下略）

**操作**

1. モール法

(1) しょう油 5mL をホールピペットで採取し、250mL メスフラスコに移し、50 倍に希釈したあと、濃度を均一にするために 20 回上下に回転させた。

(2) 上記の希釈液 10mL をホールピペットで採取し、100mL 三角フラスコに移し取り、これに指示薬 2% $K_2CrO_4$ 水溶液 2 滴を加えた。

(3) 評定済み 0.1N-$AgNO_3$ 標準液（F ＝ 1.002）を褐色ビュレットから滴下した。

→（化学反応）$NaCl + AgNO_3 \rightarrow AgCl \downarrow$（白沈）$+ NaNO_3$

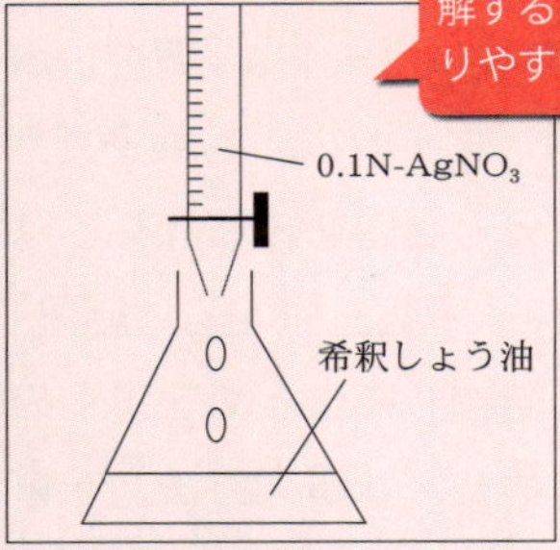


実験装置を図解するとわかりやすい。

(4) よく振り混ぜながら少しずつ滴下し、赤褐色が振り混ぜても消えなくなるところを終点とした。

→（化学反応）$2AgNO_3 + K_2CrO_4 \rightarrow Ag_2CrO_4 \downarrow$（赤褐色沈殿）$+ 2KNO_3$

(5) (2)～(4) の過程を 4 回くり返し、滴定の平均値を $AgNO_3$ の 滴下量とした。

(6) (5) の結果より、しょう油中の NaCl の規定度 N を求め、含有量（w/v%）を計算した。

2. フォルハルト法（略）

**実験結果**

1．モール法による 0.1N-$AgNO_3$（F ＝ 1.002）滴定値

| | 1 回目 | 2 回目 | 3 回目 | 4 回目 | 平均 |
|---|---|---|---|---|---|
| 滴定値（mL） | 6.72 | 6.51 | 6.60 | 6.55 | 6.60 |

結果は図表を用いてわかりやすく示す。

化学反応式　$NaCl + AgNO_3 \rightarrow AgCl + NaNO_3$

0.1N- $AgNO_3$ 1mL とでは、NaCl ＝ 0.005845g が反応する。

計算　NaCl 含有率（%）＝ 6.60 × 0.005845 × 1.002 × 250/5 × 100/10

滴定値　0.1N-$AgNO_3$ の係数　希釈倍率

計算結果　NaCl 含有率 ＝ 19.327 → 19.3w/v%

2．フォルハルト法（略）

結果が予測と異なったときは、原因を分析し、実験の問題点を考える。

**考察**

・前回行った食塩水中の NaCl 含量（%）をモール法とフォルハルト法で定量する実験では、ほぼ同じ値になったが、今回のしょう油中の定量では、両者の値にかなり誤差が出た。

・これは、フォルハルト法によるしょう油中の NaCl 含量の定量に失敗したためで、NaCl の含有値が下がってしまったのは、終点を通り過ぎて KSCN を入れすぎてしまったことが原因だと考えられる。

・KSCN を入れすぎた原因としては、AgCl の沈殿物に加え、$AgNO_3 + KSCN \rightarrow AgSCN + KNO_3$ の反応で生じた AgSCN の沈殿物でさらに視界が悪くなったのと、$Fe_2(SO_4)_3 + 6KSCN \rightarrow 2Fe(SCN)_3 + 3K_2SO_4$ の反応で生じた $Fe(SCN)_3$ が可溶性のため、モール法の $Ag_2CrO_4$ が沈殿物の場合と異なり、しょう油の色と混ざってしまい、色の変化がわかりにくかったためだと考えられる。

**感想**

今回の実験で、モール法よりフォルハルト法のほうが色の変化が見にくく、計算も複雑だし、難しかった。フォルハルト法の改良としてニトロベンゼンを加えたり、硝酸を加え酸性溶液にしたりすることを考えた人はすごいと思う。他の分析化学や化学実験の本では、定量分析の沈殿滴定法で、モール法が紹介されていてフォルハルト法は載っていないものが多かった。フォルハルト法がモール法よりも選ばれる場合はあるのだろうか、あるとしたらどういう場合なのだろうかと思った。

**参考文献**

1）桜井弘著：薬学のための分析化学，化学同人，1999

2）斎藤信房編：大学実習 分析化学（改定版），裳華房，1988

同じような実験が載った本を読むと理解が深まる。

❷ レポート術

Sample

# レポート例② 調査レポート

## 実習名：自分の食事摂取基準の算出

**目的**

現在の自分のエネルギーおよび三大栄養素（たんぱく質・脂質・炭水化物）の食事摂取基準を算出することにより，算出方法（原理）を学ぶと同時に，算出された①現在の自分，② BMI の自分，③食事摂取基準に示された値を比較し，個々人に応用する際の注意点について考える。また，アセスメント，プランニングで使用する際のポイントについて考えることにより，食事摂取基準についての知識と理解を深め，栄養個別相談で活用できるようにする。

**方法**

食事摂取基準の算出方法に従い，エネルギーおよび三大栄養素（たんぱく質・脂質・炭水化物）の食事摂取基準を，現在の自分および BMI = 22 の自分について算出した。さらに，これらを食事摂取基準に示された性・年代別食事摂取基準（女性 /18 ～ 29 歳）と比較した。

算出方法（原理）が書かれていてわかりやすい。

1．推定エネルギー必要量＝１日の基礎代謝量×身体活動レベル

(1) 基礎代謝量（kcal/ 日）＝基礎代謝基準値（kcal/kg/ 日）（＝ 22.1）×体重（kg）
(2) 身体活動レベル＝Σ［Af（動作強度）× T（動作時間）］÷ 1440（分）

2．たんぱく質の食事摂取基準

推定平均必要量（g/ 日）＝窒素平均維持量（g/kg 体重 / 日）（＝ 0.65）
÷日常食混合たんぱく質の消化・吸収率（＝ 0.9）
×基準体重（kg）
推奨量（g/ 日）＝推定平均必要量（g/ 日）
×〔推定平均必要量＋個人間変動係数(＝0.125)× 2〕(＝1.25)

3．脂質の食事摂取基準

目標量（g/ 日）＝総エネルギー量（g/ 日）×脂質エネルギー比率（＝ 0.2 ～ 0.3）
÷脂質のエネルギー換算係数（kcal/g）（＝ 9）

4．炭水化物の食事摂取基準

目標量（g）＝総エネルギー量（g/ 日）×炭水化物エネルギー比率（＝ 0.5 ～ 0.7）
÷炭水化物のエネルギー換算係数（kcal/g）（＝ 4）

結果は図表を用いてわかりやすく示す。

**結果**

1．エネルギー

| | 私（現在の体重） | 私（BMI ＝ 22） | 食事摂取基準 |
|---|---|---|---|
| 性別 | 女 | 女 | 女 |
| 年齢 | 20 歳 | 20 歳 | 18 ～ 29 歳 |
| 身長（cm） | 157.5 | 157.5 | 158.0 |
| 体重（kg） | 56.0 | 54.6（標準体重） | 50.6 |
| BMI | 22.6 | 22.0 | 20.3 |
| 身体活動レベル（PAL） | | | 低い（1.5） |
| 身体活動レベル（PAL） Time Study | 2147.6 ÷ 1440 ＝ 1.5 | 1.5 | |
| 基礎代謝基準値（kcal/ 日） | 22.1 | 22.1 | 22.1 |
| 基礎代謝量（kcal/ 日） | 22.1 × 56.0 ＝ 1240 | 22.1 × 54.6 ＝ 1210 | 22.1 × 50.6 ＝ 1120 |
| 推定エネルギー必要量（EER）（kcal） | 1240 × 1.5 ＝ 1850 | 1210 × 1.5 ＝ 1800 | 1120 × 1.5 ＝ 1700 |

・私の身長（157.5cm）は、食事摂取基準の 18 ～ 29 歳の平均身長（158.0cm）とあまり差がなかったが、体重（56.0kg）が、食事摂取基準の全国平均（50.6g）より 5.4kg も重かった。私の BMI は 22.6 となり、平均の 22 より若干大きいだけだったが、食事摂取基準の平均身長、体重からの BMI ＝ 20.3 よりはプラス 2.3 と少し差があった。

・私の身体活動レベルは 1.5 と低いレベルとなり、基礎代謝量を算出すると、1240kcal となり、BMI ＝ 22 の場合とはあまり差がなかったが、食事摂取基準の 1120kcal とは、プラス 120kcal の差となった。さらに、私の推定エネルギー必要量は 1850kcal となり、BMI ＝ 22 の場合の 1800kcal とは、プラス 50kcal の差しかないのに対して、食事摂取基準の 1700kcal とは、プラス 150kcal の差となった。

2．たんぱく質　（略）

3．脂質（略）

4．炭水化物（略）

結果に示した「自分の値」「BMI ＝ 22 の値」「食事摂取基準」を比較し、食事摂取基準を個別指導に用いる際の注意点を考えている。

**考察**

1．エネルギー

・食事摂取基準では、BMI が標準（22.0）よりも低い（20.3）ため、エネルギーにも 150kcal の差が出てしまっていた。身長や体重が食事摂取基準と差がある場合には、食事摂取基準の値を使うか考慮し、自分が BMI ＝ 22 の場合の値を使ったほうがいいかもしれない。

・私の身体活動レベルは、予想よりかなり低かったが、１日だけの生活時間調査のデータからの算出では不十分と思われる。また、生活時間調査の記入は、動作強度の査定の難しさなど、対象者にかなりの負担がかかるので、実際の食事調査では、管理栄養士が対象者と話をしながら記入していくのがよいと考える。

（以下、省略）

図書館などにある、同じような調査が載った本を読むと理解が深まる。

**参考文献**

1）日本人の食事摂取基準<2010 年度版>

2）下田妙子編著：栄養教育論演習・実習ーライフステージから臨床まで，化学同人，2009

# 5 「目的」「方法」の書き方

「何のために」「どんなやり方で」実験・調査を行ったのかを、わかりやすくまとめて示そう！

## 序論

**背景**
・課題（テーマ）を取り巻く状況

**目的**
・なぜこの問題を取り上げるのか
・何を解決（明らかに）するのか

**概要**
・研究行動の概要

## 本論

### 方法

実験の場合

- **実験原理**（大学の授業の場合）
- **実験対象（材料・試薬）**
- **実験方法（装置・操作）**
- **データ処理方法**

調査の場合

- **調査対象**
- **調査方法**
- **データ処理方法**

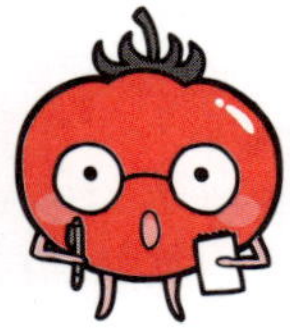

方法は、読んだ人が研究を再現できる程度に詳しく書こう。

### 序論の中心は「目的」である

序論は、「**背景**」「**目的**」「**概要**」の３つの部分からなり、それぞれのパートには次のようなことを書く。

- **背景**：課題（テーマ）を取り巻く状況を予備知識として示す。
- **目的**：なぜこの問題を取り上げるのか、何を解決するのかを明示する。
- **概要**：どのような方法で問題を解決するのか、研究行動の概要を示す。

### 本論は「方法」から始まる

研究（実験・調査）方法を書くパートでは、実験・調査をどのように実施したかを、**読んだ人がその実験・調査を再現できる程度に詳しく書く**。「方法」の中の項目立ては次のようになる。

【実験の場合】

① **実験対象（材料・試薬など）**

② **実験方法（装置・操作など）** ※操作は箇条書きにせず文章で書く。 ※図を使用するとイメージしやすくなる。

③ **データ処理方法**

【調査の場合】

① **調査対象**

② **調査方法**

③ **データ処理方法**

### 「実験レポート」の場合の項目立て

「実験レポート」では、「序論」は「目的」だけとし、また、「方法」の最初に「（実験）原理」が入ることが多い。

### 「目的」「方法」のパートは、実験・調査をする前に書いておこう

「目的」「方法」のパートは、実験や調査の前に書き、あらかじめ内容をしっかり把握しておく。先生から配布された実験や調査の『テキスト』にある「目的」や「方法」を参考にしながら書くことになるが、そのまま写すのではなく、自分の言葉でまとめ直すことが大切だ。

# 6 「結果」「考察」の書き方

得られたデータを示し、それを分析してわかったことを書こう！

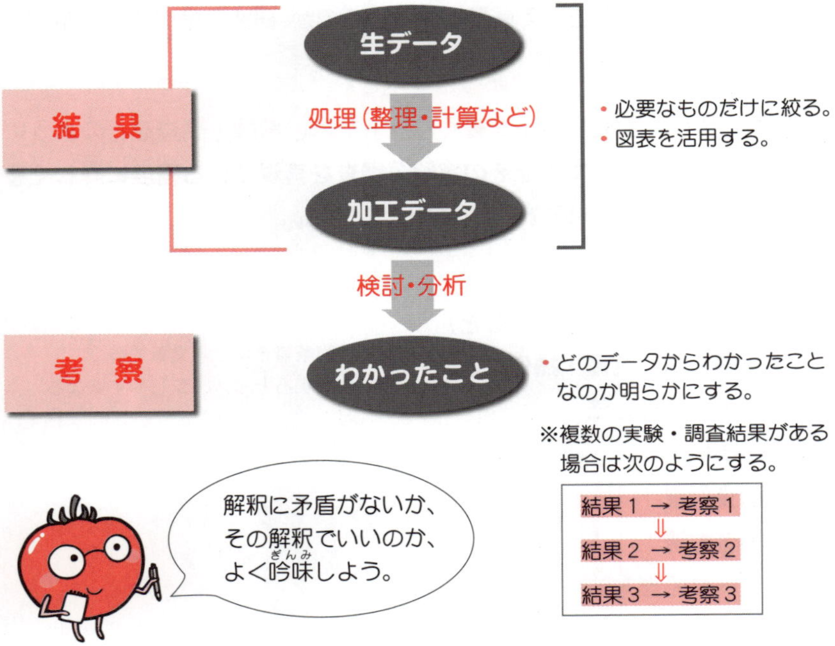

結果
生データ
処理（整理・計算など）
加工データ
・必要なものだけに絞る。
・図表を活用する。
検討・分析
考察
わかったこと
・どのデータからわかったことなのか明らかにする。
※複数の実験・調査結果がある場合は次のようにする。
結果１ → 考察１
⇓
結果２ → 考察２
⇓
結果３ → 考察３
解釈に矛盾がないか、
その解釈でいいのか、
よく吟味《ぎんみ》しよう。


図表のタイトルを入れる位置

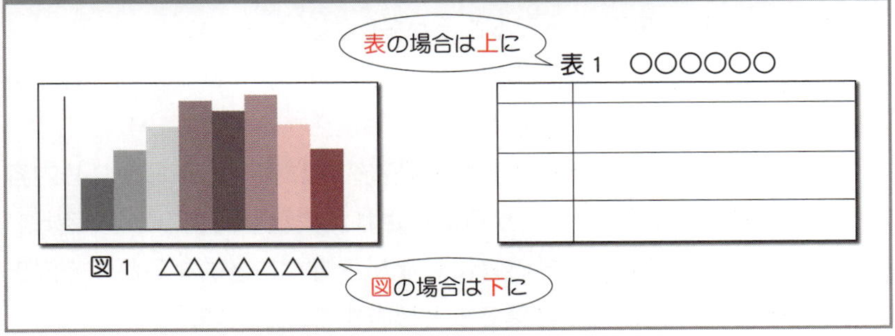

表の場合は上に
表１　○○○○○○
図１　△△△△△△△
図の場合は下に

### 「結果」でデータを提示する

「結果」の項目には、実験・調査で得られた結果である「生データ」と、その「生データ」を計算したり統計処理したりしたあとの結果である「加工データ」を、研究の流れに沿って示していく。量的に最も多くなるパートだが、必要なデータだけを載せることが大切である。

また、**図や表を使いながら**、よりわかりやすい形でデータを提示するよう工夫したい（p.174 ～ 175「図表の利用」参照）。

【図表を用いるかどうかの基準】
- 大量のデータや複雑なデータは図表で表す。
- 少量で単純なデータは本文中に書く。

【図表使用上の注意】
- 図表はあくまでも補助的なものであり、本文を補強するものであることを忘れず、本文中で図表を用いながら詳しい説明をする。
- 図表だけ見ても内容がわかるようなタイトルを付ける。

### 「結果」からわかったことを「考察」に書く

「考察」のパートでは、**得られたすべての結果（データ）を分析し、そこからわかることを書く**。どの結果（データ）から導かれた考察なのかがわかるように書くことが大切だ。

複数の実験・調査についての結果がある場合は、実験・調査ごとに項目を分け、「結果 1 →考察 1、結果 2 →考察 2、結果 3 →考察 3、……」というように書いたほうがわかりやすいだろう。

### 「実験レポート」の場合

授業の「実験レポート」の場合、「考察」は、予測（予想値）と結果（実験値）を比較し、実験の目的をふまえた結果の要約を最初に行う。次に、**結果（実験値）が予測（予想値）と異なった場合は、その理由や原因を分析し、実験の問題点や実験方法の改善点などを考察して書く**。

# 7 「結論」「感想」の書き方

「結論」ではこれまでの結果・考察をふまえ、課題に対する「答え」を明確に示そう！

## 結論

「考察」が「結論」を兼ねている場合もある。

**結論**

- この研究が、何を目的としてどのような方法で行われたのかを簡潔に述べる。
- 「考察」に書かれている、「結果」から明らかになったことを総合する。

課題に対する「答え」を明確に示す。

↓

**感想**

- 先生から指示された場合に書く。

主観的なものでもよい。

**参考文献**

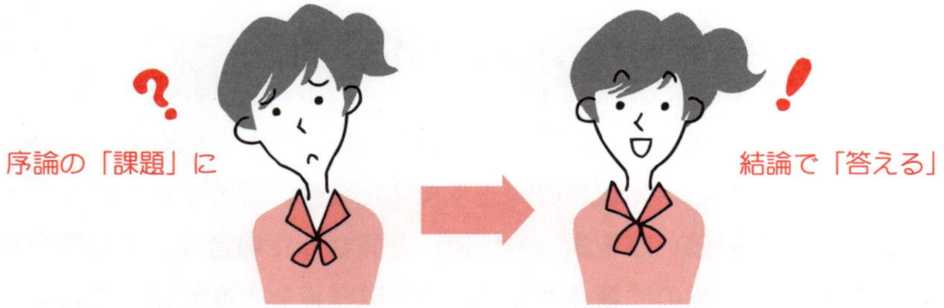

### 「結論」で「答え」を明確に示す

「結論」は、目的に答える形で、結果・考察の部分をまとめるパートであり、**「序論」に対応した形で書く**。大きく分けると、次の2つの内容を書くことになる。そうして、このレポートの**課題**（「**問い**」）**についての「答え」を明確に示す**。

① まず、「序論」で述べた「研究行動」をふり返り、このレポートの課題が何を目的としてどのような方法で行われたのかを簡潔に述べる。
② 次に、すでに「考察」のパートに書かれている、それぞれの「結果」からわかったことを総合する。



### 「実験レポート」では「結論」の項目がない

授業の実験は、実際に実験を行うことで、「実験原理」を確認・理解するとともに実験技術を習得することが課題であり、予測された答え（予想値）があるうえで実際の結果（実験値）を出してみるものである。「考察」では、「実験原理」の確認がなされ、「結果」で示した実験値に予想値と誤差が生じた場合は、その原因に言及される。よって、「実験レポート」では、課題の答えはすでに「考察」でまとめられており、あらためて「結論」の項目を立ててまとめ直す必要がないため、「結論」がない。

「調査レポート」においても、調査の結果についてのいくつかの考察を「結論」であらためて総合する必要がない場合が多く、「考察」が「結論」を兼ね、「結論」が省略されることが多い。

### 「感想」は主観的でもよい

先生から「感想」を書くように言われた場合は、「結論」のあとに書く。「感想」は、「考察」と違って、「結果」に関することでなくてもよく、**主観的なものであってかまわない**。実験・調査を行ううえで、気づいたこと、感じたことなどを正直に書くとよい。

# 8 「参考文献」の書き方

文献を表示するときに必要な要素を押さえておこう！

**書籍**　著者名　書名　出版社　出版年

木下是雄『理科系の作文技術』中央公論社（1981）

松谷英明（2007）科学レポート・論文の書き方・まとめ方，第一出版

**雑誌掲載論文**　著者名　論文名　雑誌名　巻号数　掲載ページ　出版年

大塚礼・玉腰浩司・下方浩史・豊嶋英明・八谷寛「職域中高年男性におけるメタボリックシンドローム発症に関連する食習慣の検討」『日本栄養・食糧学会誌』61-3, pp21-26（2009）

東泉裕子，梅木美樹，中嶋洋子，石見佳子，池上幸江：母親ラットを介して投与されたゲニステインの乳仔ラットの骨形成に対する影響，栄養学雑誌，63-3，135-143（2005）

**書籍掲載論文**　著者名　論文名　編者名　書名　掲載ページ　出版社　出版年

松村康弘：データの集計と解析―統計処理―（第Ⅳ章），栄養学をめざす研究者のための論文の書き方・まとめ方（「栄養学雑誌」編集会編），pp.120-151(2001) 第一出版

田中清 2010 研究デザインと統計手法（第２章１）日本病態栄養学会編『コメディカルのための論文の書き方の基礎知識』メディカルレビュー社 18-50

**翻訳書**　原著者名　原著の書名　原著の出版社　原著の出版年 ／ 翻訳者名　翻訳書名　翻訳書の出版社　翻訳書の出版年

Janice R. Matthews and Robert W. Matthews 1996 Successful Scientific Writing : A step-by-step guide for the biological and medical science. Canbridge : Cambridge University Press 畠山雄二・秋田カオリ訳 成功する科学論文 構成・プレゼン編 2009 丸善株式会社

**インターネットでの公開資料**　資料名　資料の作成者・機関　ＵＲＬ　閲覧日
※資料の作成者は明らかな場合のみ記載

大学レポートの書き方　http://www.report.gusoku.net/　2011 年 7 月 1 日閲覧

ただし、要素を並べる順番や、「　」『　』でくくるか、カンマ（,）やピリオド（.）で区切るかどうかなどは、分野や提出先などによって異なる。

## 「参考文献」とはなにか

参考にした本や資料などがある場合には、最後に「参考文献」として示す。本文中で、**ほかの文献から引用**した箇所がある場合には、その文献の出典も「参考文献」で示す。本文中での引用のしかたについては5章で詳しく説明するので（p.173「本文中での引用のしかた」参照）、ここでは文献情報の書き方を説明する。

文献を示す目的は次のようなことである。

① 文献の**出典**を明らかにする。
② 文献に興味をもった読み手に**便宜**を図る。
③ 文献の著者に対して参考にさせてもらったことへの**謝意**を示す。

参考にした文献を見つけ出せるようにしなければならないが、分量が多くなりすぎないよう、必要最小限の情報だけを示すことも大切である。

## 文献表示に必要な情報

文献を示すための基本的情報としては、「**著者名**」「**タイトル**」「**出版年**」「**出版社**」「**ページ**」などがある。ただし、文献といっても、次のようにいろいろな種類があり、書き方はそれぞれ少しずつ異なっている。

- **書籍**
- **雑誌掲載論文**
- **書籍掲載論文**
- **翻訳書**
- **インターネットでの公開資料**

左ページ（p.46）に具体例を示しているが、これは一例であり、先生の指示や学校でのきまりなどがあればそれに従うようにしよう。

## 文献リストに並べる順序

文献リストに並べる文献の順序は、一般的に、**著者名のあいうえお順**だが、外国語のものが混じっている場合は、**アルファベット順**とする。

# 9 「論証型レポート」作成の流れ

自分で話題を決め、文献を調べて書く「論証型レポート」の作業の流れを押さえよう！

## テーマが出されてから執筆までの作業の流れ

**テーマが与えられる**

【例】「食育」について　大きなテーマ

**予備調査をする**

テーマを絞るために情報集めをする。

大きなテーマの中から何を取り上げるか、自分のこれまでの知識や関心や、図書館にある本や雑誌や新聞のデータベース、インターネットの検索サイトなどからのテーマに関する情報を参考にして、レポートの話題となりそうなものを考える。

**テーマを絞る**

「問い」を立て、「答え」を予想する。

予備調査で集めた情報をもとに、自分がレポートで明らかにしたい「問い」（話題）を立て、それに対する自分の「答え（主張）」を予想しておく。

【例】なぜ「食育」は大切か　自分のテーマ

**材料を集める**

「主張」を支える「根拠」となる情報を集める。

自分の「主張」の正当性を証明するための「根拠」となる情報を集める。

**組み立てる**

「序論」・「本論」・「結論」のパートに書くべき内容をはめ込んでいく。

【３部構成】
- 序論 ―　「はじめに」・「目的」
- 本論 ―　章・節の項目名は決まっていない
- 結論 ―　「まとめ」・「さいごに」・「おわりに」

**書く**

### テーマについての予備調査をする

**「論証型レポート」**では、「検証型レポート」とは違って、レポートの**テーマを自分で決めなくてはならない**。とはいえ、まったくの自由というわけではなく、課題となる大きなテーマは与えられるので、まずは、その大きなテーマに関係する話題を探すことから始まる。自分がすでに知っていることや関心があることを思い出したり、大学図書館や公共図書館などにあるそのテーマに関する本を読んだり、新聞の記事、インターネットの検索サイトなどを調べたりして、テーマについてどんなことが「話題」となり、どんな「問い」を立てることができるかを幅広く探っていく。ただし、この段階ではあくまでも話題を見つけるだけなので、細かい情報をたくさん集める必要はない。



### テーマを絞り込む

次に、集めた情報の中で疑問や興味をもったことをもとに、「問い」を立ててみる。この「問い」こそが大きなテーマから絞り込まれた自分のレポートのテーマとなる。

そして、レポートで、その「問い」に対して自分の「答え」を「主張」するわけだが、この段階で、**「答え」（主張）が予測できるような「問い」（話題）を選んでおくことが大切だ**。

### 材料を集めて書く

次に、この「主張」に説得力をもたせるために、**「根拠」となる資料を本格的に集める**ことになる。ここがいちばんたいせつな部分となる。そのため、書く分量もこの部分がいちばん多くなる。

「根拠」となる材料がいくつか集まったら、それらを整理し、最終的にレポートに「根拠」として載せるものを選ぶ。

ここまでできたら次に構成を考えることになる。構成とそれぞれのパートの書き方については、次ページ（p.50 ～ 51「『論証型レポート』の構成と書き方」）で説明している。

# 10 「論証型レポート」の構成と書き方

「論証型レポート」も３部構成である。各パートに何を書くのか、しっかりマスターしよう！

## 「論証型レポート」の組み立て方例

**序論**

- 問い：なぜ「食育」＝「朝食を摂るよう教育すること」は大切なのだろうか？
- 主張：「食育」で、朝食を摂るように教育することは私たちの健康のために非常に大切である。

**本論**

- 根拠１：「朝食」を摂ると、気力や集中力が高まり、学力や体力や意欲も高まる。
  - 情報源　参考文献 1)、3)
- 根拠２：「朝食」を摂ると、肥満や生活習慣病が防げる。
  - 情報源　参考文献 1)、2)
- 根拠３：「朝食」を摂ると、生活リズムがよくなる。
  ⇒早寝早起き
  - 情報源　参考文献 1)

**結論**

- 根拠のまとめ：「朝食」には、根拠１～３のような効果があり、朝食を摂ることは、非常に大切なことである。
  - だから
- 主張：「食育」で、朝食を摂るように教育することは私たちの健康のために非常に大切である。

**参考文献**


1) 藤澤良知『子どもの欠食・孤食と生活リズム』第一出版 (2010)
2) 中村丁次・田中延子監修『食育指導ガイドブック』丸善 (2007)
3) 髙橋美保『食育の力―子どもに受け継がれる生活の知恵―』創成社 (2009)

### 「論証型レポート」の組み立て方

「論証型レポート」も基本の構成は「検証型レポート」と同じ３部構成である（検証型レポートの構成はp.34 ～ 35「レポートの構成と書式」参照）。ただし、**それぞれのパートに書くべきことは少し違ってくる。** ポイントをまとめると、次のようになる。

- **序論 ……主張を予告する**
  大きなテーマの中から、どの話題を取り上げ、それに対して、どのような「問い」を立て、最終的にどのような「主張」をするのかを最初に予告する。
- **本論 ……主張の根拠を積み上げる**
  「主張」の正当性を証明するために、「主張」を支える「根拠」をいくつか挙げる。
- **結論 ……あらためて、主張を述べる**
  本論で挙げた「根拠」から、最初「序論」で述べた「問い」に対する「主張」をあらためて述べる。

### 「実験レポート」「実習レポート」との「本論」の違い

「実験レポート」「調査レポート」の「本論」では、「方法」「結果」「考察」の順に項目を立てて書き、「方法」では，自分が行った実験や調査のやり方について説明をする。

それに対して、「論証型レポート」の「方法」は、「文献・資料を調べる（読む）」というものであり、調査対象となった文献・資料は「参考文献」のところで明示され、調査方法は「読む」ことなので、「方法」の項目を設ける必要がないことになる。よって、「論証型レポート」の「本論」では、**文献・資料からわかる「結果」（＝事実）と、それに対する自分の「考察」（＝意見）を、項目を分けずに書く**ことになる。ここでは、自分の意見が導き出された**根拠をはっきりと示す**ことが大切である。

# Sample　レポート例③ 論証型レポート

なぜ「食育」は大切なのか？　－「朝食欠食」の問題から－

テーマの背景の概要についても調べて書いておくといい。

1. はじめに

食生活の乱れ、生活習慣病の増加、偏食、過度のダイエット志向などの問題や、BSE の発生、食品表示偽装問題などの食品の安全性をめぐる問題、食の海外依存の問題などを背景に、これらの問題を解決すべく、2005 年（平成 17）6 月に「食品基本法」が制定され、食育が国を挙げて推進されている。しかしながら、現在これらの問題はまだまだ解決されていない。

したがって、このレポートでは、あらためて、「なぜ『食育』は大切なのか」ということについて考えたい。なかでも「食育」で力を入れられている「朝食をきちんと摂る」ということに注目し、「朝食をきちんと摂る」ことの大切さから「食育」の大切さ・必要性を訴えたいと思う。

このレポートの目的（最終的に何を主張するのか）。

2．朝食欠食の現状と理由

2.1 朝食欠食の現状

朝食の欠食率は、「平成 20 年国民健康・栄養調査」では、1 歳以上の総数で、男女とも平成 20 年は、それぞれ 14.6％、11.9％となり、10 年前 20 年前と比べて最高になっている。7 ～ 14 歳の学齢期でも男子 6.5％、女子 5.0％となり、10、20 年前に比べて最高で、15 ～ 19 歳にいたっては、男子 18.4％、女子 10％にも達している。成長期でもあり、食習慣の形成期でもある幼児期、学齢期における欠食の増加は、成人にもまして重大な問題だといえる。

「朝食欠食」の現状（理由）についても、調べて書いてある。

2.2 朝食欠食の理由

朝食欠食の理由としては、「平成 16 年度 児童生徒の健康状態サーベイランス事業報告書」、（独）日本スポーツ振興センター「平成 17 年度 児童生徒の食生活等実態調査」によると、「食べる時間がない」と「食欲がない」が二大理由となっている。

「食べる時間がない」というのは、就寝時間が遅い夜型生活になっていること、「食欲がない」のは、夜食を食べたり睡眠不足であったりなど生活習慣の乱れが原因になっていると考えられる。すなわち、朝食欠食には「生活リズムの乱れ」が深くかかわっていると考えられる。

「朝食を摂ることが大切だ」という（主張の）根拠。

3．朝食の効果

ここでは、朝食の効果を大きく 3 つに分けて紹介し、朝食の大切さを考えてみたい。

3.1 エネルギー源

朝食を食べると、睡眠中に下がった体温が上昇し、血流もよくなり、体が元気に動きだす。そして、脳にもブドウ糖（グルコース）が補給され、集中力や記憶力が高まる。文部科学省「平成 20 年度 全国学力・学習状況調査」では、朝食をしっかり食べているほど学力が高いことが証明され、同省「平成 20 年度 全国体力・運動能力、運動習慣等調査」では、朝食をしっかり摂ると体力も高くなるという結果が出ている。

また、(独) スポーツ振興センター「平成 19 年度 児童生徒の食生活等実態調査報告」では、「何もやる気が起こらない」「イライラする」といった「不定愁訴」も「朝食欠食」と相関があることが示されている。

このように、朝食には体や脳や心にエネルギーを与え、学力や体力や意欲を高める効果がある。

**3.2 生活習慣病防止**

朝食を抜くと、2 食で 1 日分のエネルギーを摂ろうとするため、体内に脂肪が蓄積され、余分な脂肪がついてしまうことになる。さらに肥満が引き金になり、糖尿病になりやすく、血中の中性脂肪、コレステロールの増加から動脈硬化、狭心症、心筋梗塞などを起こしやすくなり、他の生活習慣病にもなりやすくなる。また、朝食を食べると、体脂肪の分解が促進されたり、腸が刺激されたり、噛むことにより便秘予防にもなったりする。すなわち、朝食には、肥満や生活習慣病を防止する効果があるのである。

**3.3 生活リズムの正常化**

2.2 でも述べたとおり、朝食欠食の原因には生活リズムの乱れが大きくかかわっている。また、人を「朝型人間」と「夜型人間」に分けた場合、「朝型人間」が性格も陽気で病気になることも少ないのに対し、「夜型人間」の子どもは、登校拒否をする、学業成績が悪い、反社会的な行動が多いなどの多くのリスクが指摘されている。

したがって、朝食を食べることにより、生活リズムを正常化することが期待できる。また、「夜型人間」を減らし、「朝型人間」を増やすことにより、問題行動をする子どもが少なくなり、性格も陽気になり、病気になることも減る可能性が大きくなる。

根拠と主張を結びつけ、「主張」を述べる。

**4．まとめ**

以上見てきたように、朝食をきちんと摂ることは私たちが健康で人間らしい生活をするうえで、非常に重要なことである。しかしながら、現状では、朝食を摂らない人が増えており、たとえ朝食を摂っていても、朝食のもつ意味を知らずにいい加減に摂っている人も少なくないといえる。朝食の意味をきちんと説明し、しっかり摂ることを教育することが必要で、私たちが健康に生きていくうえで、「食育」は非常に大切なことだと考える。

根拠として参考にした文献・資料はきちんと挙げておく。

**参考文献**

1）藤澤良知『子どもの欠食・孤食と生活リズム』第一出版、2010
2）中村丁次・田中延子監修『食育指導ガイドブック』丸善、2007
3）髙橋美保『食育の力―子どもに受け継がれる生活の知恵―』創成社、2009

# 11 レポート特有の表現

レポートでは、ふだんの言葉遣いとは異なる場合が多いので、注意しよう！

常体を用いる。「〜だ」ではなく、「〜である」で終わる。

くだけた口語的な表現は使わない。

意味の狭い語を使い、できるだけあいまいさをなくす。

漢字ではなくひらがなで書かなければならない言葉がある。

できるだけ能動態を使い、主語を明確にする。

記号を正しく使う。

時制に気をつける。「方法」「結果」は過去形、「考察」は現在形で。

アルファベットと数字は半角で書く。

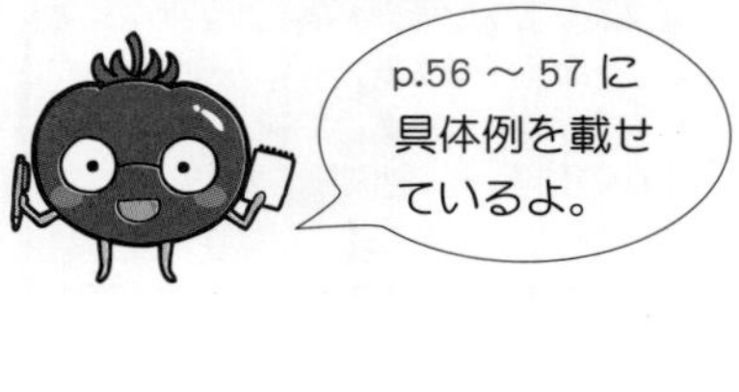

## 文章語的な表現にする

レポート・論文は私的な文書ではなく、公的な性格をもつものであるため、共通した「表記・表現上のルール」がある。

まず、文体は、「です・ます」で結ぶ「敬体」ではなく「**常体**」で書く。しかも、名詞がくる場合には、「である」で結び、「だ」は使わない。

また、レポート等ではくだけた口語的表現を使ってはならない。たとえば、「ちょっと」は「口語的な表現」のため、レポートでは、「**文章語的な表現**」である「少し」を使わなければならないのである。

## 漢字ではなくひらがなで書く言葉

「従って」「但し」「～出来る（可能の意味）」「～通り」など、接続詞や副詞や補助動詞や形式名詞は、漢字で書こうと思えば書けるが、**ひらがな**で書くことが通例となっている。これらの言葉は元の漢字の意味をほとんど失ってしまっているからである。

## 意味を正確に伝える

さらに、レポート等では内容を正確に伝えることが求められるので、「思う」「考える」といった広い意味の語の使用は避け、「考察する」「判断する」「推測する」「予想する」など、できるだけ**意味が絞られる語**を使ったほうがよい。

また、できるだけ**能動態**を用い、**主語を明確にする**など、あいまいさを避けることが必要である。

## その他の注意

**記号**を正しく使うこともたいせつだ。「？」（疑問符）や「！」（感嘆符）などの記号は、レポートでは使ってはならない。アルファベットの小文字と算用数字は半角で書くというのもルールである。

**時制**については、過去の事実である「結果」は過去形で、自分の考え（意見）を述べる「考察」は現在形で書き、区別するのが原則だ。

Tool

# レポートで注意すべき表記と表現

## 文章語的な表現にする例

**動詞**

○存在する　×ある
○異なる　×違う
○述べる・言及する　×言う・書く
○行う　×する・やる
○示す　×見せる
○用いる　×使う

**形容詞的表現**

○多くの　×たくさんの
○周知の　×よく知られている
○さまざまな　×いろいろな
○よい　×いい

**指示表現**

○前述の・先述の　×前に書いた
○後述の　×後に書く

**疑問表現**

○いかに　×どう、どれくらい
○なぜ　×どうして
○いずれ　×どちら

**副詞的表現**

○多く　×いっぱい・たくさん
○最も　×いちばん
○かなり　×だいぶ
○すべて　×全部
○次第に　×だんだん
○さらに＋動詞　×もっと＋動詞
○非常に・著しく・きわめて　×すごく・とても
○少し・多少　×ちょっと
○常に　×いつも
○はるかに　×ずっと
○おそらく　×たぶん
○より＋形容詞　×もっと＋形容詞

**接続表現**

○また　×それから
○その結果　×そうしたら
○ＡまたはＢ　×ＡかＢ
○したがって　×だから
○ＡおよびＢ　×ＡとＢ
○Ａ、Ｂなど　×ＡやＢ

**その他**

○形容詞･動詞の連用形（小さく､行い）　×形容詞･動詞の「て形」（小さくて､行って）
○～ており　×～ていて
○～であるが　×～だけど
○～ではない　×～じゃない
○～ておく　×～とく
○～と　×～って
○～なければならない　×～なくちゃならない／～なくてはならない／～ないといけない
○～ず・～ずに　×～ないで
○～なければ　×～ないと
○～てしまう　×～ちゃう
○～ている　×～てる

## 漢字ではなくひらがなで書く例

**接続詞**

○ゆえに　×故に
○したがって　×従って
○たとえば　×例えば

**形式名詞**

| | | |
|---|---|---|
| ○〜うえ　×上 | ○〜くらい　×位 | ○〜こと　×事 |
| ○〜とき　×時 | ○〜ごと　×毎 | ○〜たび　×度 |
| ○〜ほど　×程 | ○〜など　×等 | ○〜よう　×様 |
| ○〜とおり　×通り | ○〜とともに　×共に | ○〜にかかわらず　×関わらず |

**補助動詞**

| | | |
|---|---|---|
| ○〜という　×言う | ○〜できる　×出来る | ○〜くださる　×下さる |
| ○〜いたす　×致す | ○〜いただく　×頂く | ○〜ていく・くる　×行く・来る |

**副詞**

| | | |
|---|---|---|
| ○あえて　×敢えて | ○あらかじめ　×予め | ○あるいは　×或いは |
| ○いかに　×如何に | ○おのおの　×各々 | ○かえって　×却って |
| ○かつ　×且つ | ○さらに　×更に | ○すでに　×既に |
| ○すべて　×全て | ○すなわち　×即ち | ○ぜひ　×是非 |
| ○それほど　×それ程 | ○ただし　×但し | ○ただちに　×直ちに |
| ○たびたび　×度々 | ○ついに　×遂に | ○ときどき　×時々 |
| ○なお　×尚 | ○ふつう　×普通 | ○ほとんど　×殆ど |
| ○ますます　×益々 | ○まず　×先ず | ○まっすぐ　×真っ直ぐ |
| ○もちろん　×勿論 | | |

## 意味の狭い語を用いる例

×思う（考える）⇒○ 考察する、推測する、推定する、判断する、予測する、予想する、仮定する　など

×見る ⇒○ 検討する、分析する、考察する、比較する　など

×わかる ⇒○ 明らかになる、判明する、理解する　など

×調べる ⇒○ 解析する、計算する　など

## 記号の正しい使い方

| | |
|---|---|
| **中点**　・ | ⇒ 並列関係、または、かな書きの外来語の切れ目を示す。 |
| **コロン**　： | ⇒ 後に続く部分が前の語の説明をする。 |
| **かぎかっこ**「」 | ⇒ 引用、会話、強調、筆者がつくった言葉などを示す。 |
| **二重かぎかっこ**『』 | ⇒ 書名、または、「」の中の「」を示す。 |
| **かっこ**（） | ⇒ 言葉を言い換えるとき、短く説明を加えるとき使う。 |
| **ダッシュ**　— | ⇒ 語句の言い換えや説明を示す。 |
| **リーダー**　… | ⇒ 省略を示す。 |

※理工系のレポート・論文では、**句点**「。」の代わりに**ピリオド**「.」が用いられるのが一般的で、**読点**「、」の代わりに**カンマ**「,」が使われる場合もある。

※レポート・論文では、**疑問符**「？」、**感嘆符**「！」は使わないこと。

# 参考図書紹介

## 1 『理系のためのレポート・論文完全ナビ』
見延庄士郎著（2008 年、講談社）

著者も述べているように、「まだ実験レポートを書いた経験のない理系の大学生に役に立つように構成されて」いる。全体は、第一部「実験レポート・卒業論文の内容」、第二部「実験レポート・卒業論文の文章～ぱっとわかる文章を～」、第三部「実験レポート・卒業論文の作成準備」、第四部「実験レポート・卒業論文の執筆」からなっている。多くの本では「レポートの書き方」は「論文の書き方」に準ずるとし、独立して説明されていないのに対して、この本は、レポートと論文を分けて、それぞれの構成と内容が説明されているところがすばらしい。

この本では、レポートの内容（第一部）よりも書き方（第二部）のほうに紙面が割かれている。第二部の「個々の文を明快にするには（第 9 章）」では、① はじめての情報は 1 文中に一つ、② 主語と述語を忘れずに、③ 私・我々を省けるとき・省けないとき、④ かたく客観的な文体と用語、⑤ 漢字を適度に使う、⑥ 狭い語を使う、⑦ 逆接以外の接続助詞「が ,」を避ける、⑧ 読点で構造を明確に、⑨ カッコは補足に、ということが挙げられている。わかりやすいレポート（論文）を書くためには、この本の第二部に書かれていることをしっかり押さえておくとよい。

## 2 『これからレポート・卒論を書く若者のために』
酒井聡樹著（2007 年、共立出版）

著者の言うとおり「これからレポート・卒論を書く若者にとって必要なことをすべて書いた本である」。第 1 部「レポート・卒論を書く前に」、第 2 部「レポート・卒論の書き方」、第 3 部「日本語の文章技術」の 3 部からなり、レポート・論文の構成と各パートに何をどのように書くべきかということから、わかりやすく文章表現するにはどうすればよいかということにいたるまで、ポイントを明示し、具体例を挙げながらわかりやすく説明されている名著である。また、多くの『レポート(論文)本』が、「レポートの構成と内容」を中心に書かれているのに対して、この本では、まず、「レポート・卒論とはどういうものなのか」という根本的な問題から扱っているところもすばらしい。手元にぜひおいておきたい 1 冊である。

この本では、「レポートに求められること」として、「① 何らかの学術的問題を提起している、② それに対する解答を示している」ということを挙げている。そして、「レポートを書く目的」として、「① 問題に対して解答する能力を養う、② 問題提起する能力を養う、③ 取り組んだ問題に関する理解・知識・考えを深める、④ 学術論文やビジネス文書などを書くための文章力を養う」ということを挙げている。

## 3 「大学レポートの書き方」
http://www.report.gusoku.net/ 2011年7月1日閲覧

インターネットで公開されているもので、初めてレポートを書く大学生のために、「レポートの書き方」が実例を交えながら解説されている。「レポート・論文についての基礎知識」「実験レポートの書き方」「応用・発展」「その他」からなる。

「レポート・論文についての基礎知識」は、① なぜ「レポートの書き方」を学ぶのか、② 論文・レポートと感想文の違い、③ 大学レポートの種類、④ 文体についての注意点、⑤ レポートの構成、⑥ レポート用紙の使い方、⑦ 引用と著作権、⑧ レポートと Wikipedia（ウィキペディア）からなり、「レポートを書く」ことを学ぶ大切さが、コンパクトかつみごとに示されている。量的には少ないが、詳細に入る前に、まず全体をとらえてポイントを押さえるのにいい。「実験レポートの書き方」のところは、書くにあたってのポイント・注意点が簡潔にまとめられ、レポートの見本も挙がっていてわかりやすく、理系の人には役立つだろう。

## 4 『留学生と日本人学生のためのレポート・論文表現ハンドブック』
二通信子・大島弥生・佐藤勢紀子・因京子・山本富美子著（2009年、東京大学出版会）

この本は、5章で詳しく紹介するが、Ⅰ「レポート・論文を書く前に」、Ⅱ「レポート・論文の表現」、Ⅲ「レポート・論文の接続表現」の3章からなる。レポート・論文の構成に沿って、各パートでどういう内容を、どういうレポート・論文特有の表現で書くのかを解説するⅡ章が中心となっている。

Ⅰ章「構想ⅰ レポート・論文のタイプを知る」では、レポートの代表的なタイプとして、㋐実験・調査レポートと㋑論証型レポートの2つが、論文のタイプとして、㋒検証型論文，㋓複合型論文、㋔論証型論文が挙げられており、それぞれの構成に見られる特徴（違い）が明らかにされている。また、Ⅱ章のコラム5の、レポート・論文で使われる「話し言葉と異なる表現」のまとめが参考になる。

## 5 『大学生 学びのハンドブック』
世界思想社編集部編（2008年、世界思想社）

1章でも挙げたが、新入生が大学生活にスムーズになじめるよう、大学での勉強が「高校までとどう違うのか」という観点から紹介した本である。第Ⅰ部に「ノートのとり方」とともに「レポートの書き方」がある。ここでは、主に「論証型レポート」を想定していると思われる。まず、「レポートとは何か」というレポートの特徴が、次にレポート作成の手順が簡潔に説明され、たいへんわかりやすい。第Ⅰ部には「資料の探し方」や「大学図書館の使い方」の章もあり、レポート（論文）を書くために資料を集める際に、たいへん役に立つ情報が満載だ。

Q ワンポイントアドバイス 知っておきたい表現スキル

# インターネットのコピペはなぜだめなんですか？

A レポートや論文で、インターネットに書かれたものを、そのまま**コピー・アンド・ペースト**して（複写して貼りつけて）、自分が書いたものとして提出する学生が多いことが多くの大学で問題になっています。

レポート・論文を書くにあたって、インターネットの情報を参考にすること自体はまったく問題がなく、むしろよいことだと思います。問題は、「参考」にするのではなく、他人が明らかにしたことを自分が明らかにしたこととして書くことにあります。これは二重の意味でよくないことです。

一つには、他人の成果を自分の成果として書くことは「**剽窃**《ひょうせつ》（どろぼう行為）」を行ったことになるからです。

もう一つは、**自分で考えて書かなければ、レポートを書く意味がない**からです。インターネットの情報だけでなく、本や新聞、雑誌論文などからの情報はあくまで「参考」とし、これらの情報から自分自身で考え、まとめて書くことこそがレポートを書く意味なのです。そして、参考にさせてもらった他人の情報（成果）は、「引用」という形で、参考にしたことを明らかにします。「引用」は自分のレポートの価値や信ぴょう性を高めることにもなります。

『**Wikipedia（ウィキペディア）**』は非常に便利なサイトですが、基本的に匿名の投稿であり、匿名ということは、掲示板に書かれた情報と同様、学術的な信ぴょう性は低いと評価されます。また、『Wikipedia』の情報は一次情報〔元データ（数値）〕、二次情報（元データに基づく専門家の解釈）ではなく、二次情報を参考にしてつくられた三次情報であり、これを参考にするという行為は、自分で一次情報、二次情報にあたって書くべきレポート・論文の趣旨に反するものです。ただし、『Wikipedia』で紹介されている一次情報、二次情報は役に立ちますので、おおいに参考にするとよいでしょう。

# 3章

# 手紙・メール術

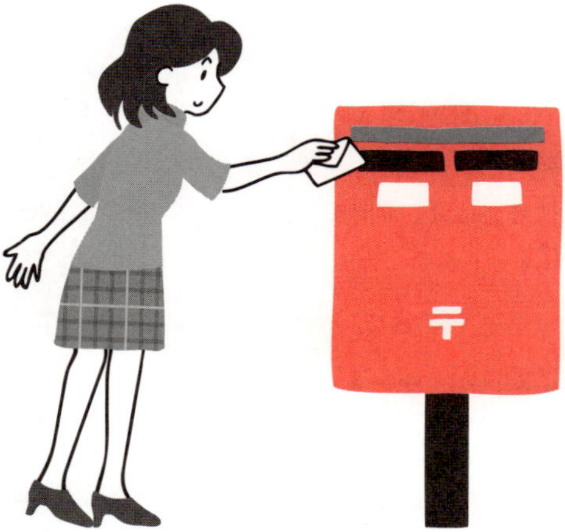

学外の実習や就職活動などでは、フォーマルな手紙・メールを書く必要が出てくる。この場合、内容がよくても、ルールが守られていなければ、読んでもらえないことさえある。まずは、「形式」「マナー」といった、手紙・メールのルールを知っておくことが必要だ。ルールがわかったら、自分の言いたいことがきちんと相手に伝わるように手紙・メールを書くコツを学ぼう。さらに、「敬語」や「クッション言葉」の使い方もマスターしよう。

# 1 手紙・メールを書く目的

どんな場合に、何のために、どのようなツールを使えばいいのかを知っておこう！

**目的** 相手に自分の気持ちを伝え、用件を聞いてもらう

**お礼の手紙・メール**

感謝の気持ちを伝え、相手に喜んでもらう。

**依頼（お願い）の手紙・メール**

助けてほしい気持ちを伝え、頼みごとを聞いてもらう。

**おわびの手紙・メール**

申し訳ない気持ちを伝え、失礼を許してもらう。

**その他の手紙・メール**

お祝い、あいさつ、お見舞い、お悔やみ、通知・案内、連絡・報告、苦情など。

**手紙・電話の使い分け**

封書を使うほうがいい場合

◆フォーマルな文書全般（特に「お礼・依頼・おわび」）

はがきを使うほうがいい場合

◆就職活動において、指定があった場合

メールを使うほうがいい場合

◆就職活動において、指定があった場合

◆携帯ではなく、パソコンのメールを使う

電話を使うほうがいい場合

◆急ぎの用件や、必ず伝えたい用件の場合

◆内定を辞退する場合

①電話で内定辞退の旨を伝える

②直接話すように言われたら、出向く

③相手から内定辞退の了承を得たあと、謝罪の手紙を書く

**効果**

- よい人間関係を築く。
- 就職活動の場合、採用につながる可能性もある。

場面や相手に応じたルールやマナーが大切だよ。

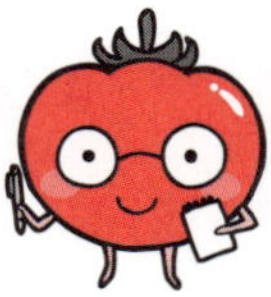

### 文章だけで気持ちを伝え、用件を聞いてもらう

直接会って話せない場合に使う、間接的なコミュニケーションツールとして、**手紙（メール）**と**電話**があり、学外での実習や就職活動では必須となる。手紙（メール）は、直接会って話すことや電話とは異なり、表情や声から相手の状況（感情や理解度など）を察しながらリアルタイムに相手とコミュニケーションをとることができない。表情やしぐさ、声の調子などで気持ちを伝えることもできない。**文章（文字）だけで「自分の気持ちを伝え、相手に用件を聞いてもらう」という目的**が達成できるよう表現しなければならないため、高度な文章表現力が要求される。

### 手紙・メールの使い分け

どの場面でどのツールを使うかの選択にも注意が必要だ。

フォーマルな文書は「**封書**」で送るのが原則である。特に、「お礼」「おわび」「依頼」の場合、「封書」ではなく「**はがき**」や「**メール**」で送ると、失礼だと受け取られてしまう。就職活動においては、相手先から指定があった場合のみ、「はがき」や「メール」で書こう。また、メールの場合は、指定がないかぎり、携帯ではなく、パソコンのメールを使う。

### 手紙・メールではなく電話を使わなければならない場合

「約束の日時に行けない」「日程を変更してほしい」など、急ぎの用件や必ず伝えたい用件の場合は、手紙やメールではなく、直接「**電話**」で伝えよう。就職活動において内定を辞退する場合も、まずは電話で伝え、相手から了承を得たあとに謝罪の手紙を封書で書く。

### 手紙・メールを書くことにともなう効果

「いい手紙・メール」は、相手によい印象を与え、相手と良好な関係が続くことにもつながる。就職活動では、採用につながることもあれば、反対に、手紙・メールで悪い印象を与えると不合格になることもありえる。相手とよい関係を築くためにも、「いい手紙・メール」を書こう。

# 2 手紙の構成

**手紙の本文の構成も、レポートや論文と同様に、3部構成である！**

形式的な部分

(Ⅰ) **前文** あいさつ

◎ (Ⅱ) **主文** 用件

(Ⅲ) **末文** あいさつ

**後付け**

頭語　拝啓　時候のあいさつ　晩秋の候、安否のあいさつ　先生にはますますご清祥のこととお喜び申し上げます。

その他のあいさつ　このたびは、お忙しい中ご指導をいただき、誠にありがとうございました。

この実習では、先生のおかげで、わずかな時間の中で子どもたちと多く触れ合うことができました。研究授業も二回もさせていただき、その中で、子どもたちに何かを伝えることの難しさ、ひとりひとりの子どもたちと向き合い、話をすることの難しさを実感すると同時に、子どもたちが何ごとにも真っ直ぐで一生懸命であることを知ることができ、深く心に刻まれる実習となりました。

多田先生が、指導案の作成や教材研究を手伝ってくださり、また、板書や問いかけのしかたなどを教えてくださったおかげで、授業計画の際の注意点やポイントをより理解することができました。

五日間という本当に短い間ではありましたが、貴重な経験をすることができ、感謝の気持ちでいっぱいです。

今後この実習で学んだことをしっかりと心に刻み、よりよい管理栄養士、そして栄養教諭になれるよう、勉学、学生生活に励んでいきたいと思います。

五日間本当にありがとうございました。一年一組の子どもたちにもどうかよろしくお伝えください。

最後になりましたが、多田先生のますますのご健勝をお祈り申し上げます。

結語　敬具

発信年月日　平成〇〇年〇月〇日

差出人名　□□大学　△△学部　〇〇 〇〇

受取人名　川西◇◇小学校　多田 かえで 先生

**本文**

教育実習のお礼の手紙

## 手紙も本文は３部構成

手紙の本文も、レポートや論文と同じく３部構成である。レポートや論文の「序論」「本論」「結論」にあたる部分は、手紙ではそれぞれ「**前文**」・「**主文**」・「**末文**《まつぶん》」とよばれる。フォーマルな手紙には、それらの本文のあとに「**後付け**《あとづ》」という部分が付き、完全な形になる。

## 前文と末文はあいさつで、形式的である

手紙の序論にあたる「前文」と結論にあたる「末文」は、いずれも**あいさつ**の言葉を述べるパートで、書く内容や順序も決まっている。きわめて形式的なので、その形式をきちんと知り、守って書かなければならない（具体的な書き方はp.66 ～ 72 参照）。

## 後付けはさらに形式的

後付けは、日付や差出人名・受取人名を書く部分で、前文と末文よりさらに形式的である。書く内容に加え、書く位置もしっかりと押さえて書くことが必要である（具体的な書き方はp.70、p.71、p.73 参照）。

## 追伸は使ってはいけない

「追伸《ついしん》」は、書き忘れた文を追加する場合に使われるものだが、フォーマルな手紙の場合、あとで書き足すことは失礼にあたるので使ってはいけない。書き忘れた文を本文に入れて書き直すことが必要だ。

## 主文で自分らしさを出そう

「主文」は、**用件**を書くパートであり、「自分の気持ちを伝え、相手に用件を聞いてもらう」という手紙の目的を果たすためのいちばん大切な部分である。他の部分は形式的で誰が書いても同じようになるのに対して、主文は、唯一自分らしさを出せる。相手に自分の気持ちが伝わり、自分の用件を聞いてもらえるような、自分にしか書けないとっておきの内容の主文を書こう（具体的な書き方のポイントはp.74 ～ 75 参照）。

# 3 「前文」の書き方

手紙の最初には、決まった形のあいさつを書くので、何をどう書くのか押さえておこう！

拝啓（頭語）
晩秋の候、（時候のあいさつ）先生にはますますご清祥のこととお喜び申し上げます。（安否あいさつ）
このたびは、お忙しい中ご指導をいただき、誠にありがとうございました。（その他のあいさつ）

### 頭　語

- 基本的に「拝啓」（結語は「敬具」）を用いる。
- いちばん上からか、上から１マス下げて書く。
- 頭語のあとには読点（、）を打たない。

### 時候のあいさつ

- 初めて書く場合は、「○○の候《こう》」という漢文調のタイプを用い、何度か接して親しくなった場合には、「〜ですが」という和文調のタイプを用いることができる。
- 頭語のあと、１マス空けて書くか、次の行に上から１マス空けて書く。
- 時候のあいさつのあとには読点（、）を打つ。

### 安否のあいさつ

- 時候のあいさつの後に続ける。
- 「個人」宛ての場合と「組織」宛ての場合で一部分言葉が異なるので注意する。

### その他のあいさつ

- 感謝・おわびの手紙の場合には、「感謝のあいさつ」「おわびのあいさつ」が入る。

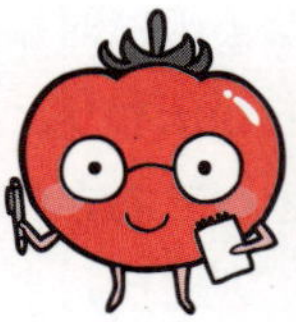

頭語（結語）とあいさつの具体例はp.68 〜 69に載っているよ。

## 最初のあいさつ「頭語」

「前文」には、まず、「ごめんください」に相当する「**頭語**《とうご》」とよばれる最初のあいさつの言葉がくる。「頭語」の代表的なものは次ページに挙げてある（p.68「頭語と結語、『前文』のあいさつの言葉」）。

**臨時実習・教育実習などの学外実習や就職活動で書くフォーマルな手紙の場合は、「拝啓」で十分である。**「**謹啓**」のほうが敬意が高いと思って使う人もいるが、「謹啓」はよほどかしこまった場面でしか用いない。「**前略**」は、「前文を略します」という意味なので、フォーマルな手紙では使ってはいけない。

また、「**頭語**」**と**「**結語**《けつご》」**は対応している**ので、組み合わせに気をつけよう。「拝啓」の「結語」は「敬具」である。「拝啓」を「拝敬」、「敬具」を「啓具」と、漢字をまちがえないように注意しよう。

## 「時候のあいさつ」には２種類ある

「頭語」の次には「**時候（季節）のあいさつ**」がくる。これには、「漢文調」と「和文調」の２つのタイプがある（p.69 参照）。「和文調」のものが自由につくれるのに対して、「漢文調」のものはすでに表現が決まっているので、時季に合わせて適当なものを選んで使わなければならない。フォーマルな手紙の場合は「漢文調」を使うことがほとんどだが、相手と親しくなってきたら、「和文調」のタイプに変えていくことになる。実習後のお礼のあいさつの手紙の場合など、一定期間指導してもらい、親しい間柄になった相手に対しては、「和文調」で書くとよいだろう。

## 「安否のあいさつ」も決まった形がある

「時候のあいさつ」の次には「**安否のあいさつ**」がくる。これは、相手が「個人」なのか「組織」なのかによって一部言葉が異なるので、まちがえないように注意しよう（p.68 参照）。

感謝・おわびの手紙の場合には、「安否のあいさつ」のあとに「**感謝のあいさつ**」や「**おわびのあいさつ**」が続いていく（p.68 参照）。

# Tool 頭語と結語、「前文」のあいさつの言葉

## 頭語と結語

| 手紙の種類 | 頭　語 | 結　語 |
|---|---|---|
| 一般の場合 | 拝啓 | 敬具 |
| さらにかしこまった場合 | 謹啓 | 敬白・謹白・敬具 |
| 前文を省略する場合 | 前略 | 草々 |
| 急ぎの場合 | 急啓 | 草々 |
| 重ねて出す場合 | 再啓 | 敬具 |
| 返信の場合 | 拝復 | 敬具 |

## 安否のあいさつ

◆ 個人に対して

〇〇様（先生）にはますます（ご健勝／ご清祥／ご清栄）のこととお喜び申し上げます。

◆ 組織に対して

貴社ますます（ご隆盛／ご発展／ご盛栄／ご隆昌）のこととお喜び申し上げます。

## その他のあいさつ

◆ 感謝のあいさつ

（いつも／日頃は／平素は／このたびは／先般は）（たいへんお世話になり／格別のご高配にあずかり／ご厚情を賜り／ご指導をいただき）（誠にありがとうございます。／（心より／厚く）御礼申し上げます。）

◆ おわびのあいさつ

（このたびは／先日は／その節は）たいへんな（お世話を／ご迷惑を）おかけいたしまして、（誠に申し訳ございません。／（心より／深く）おわび申し上げます。）

## 時候（季節）のあいさつ

◆ 初めて書く相手の場合

「○○の候《こう》、」という漢文調のタイプ（→表現固定）

【例】酷暑の候、……

◆ 親しい相手に書く場合

「～ですが、」という和文調のタイプ（→表現自由）

【例】厳しい暑さが続いておりますが、……

| | 漢文調タイプ | 和文調タイプ |
|---|---|---|
| 1月<br>（睦月：むつき） | 初春の候／新春の候<br>厳寒の候／仲冬の候<br>寒冷の候／酷寒の候 | 厳しい寒さが続きますが／<br>日ごとに寒さが増してまいりましたが |
| 2月<br>（如月：きさらぎ） | 晩冬の候／余寒の候<br>向春の候／春寒の候<br>立春の候 | 春とは名ばかりでまだ真冬のような寒さですが／春の訪れの待たれるこの頃ですが |
| 3月<br>（弥生：やよい） | 早春の候／春陽の候<br>春暖の候 | 日増しに暖かくなってまいりますが／<br>若草萌ゆる季節となりましたが |
| 4月<br>（卯月：うづき） | 陽春の候／仲春の候<br>春暖の候 | すっかり春めいてまいりましたが／<br>花冷えの続くこの頃ですが |
| 5月<br>（皐月：さつき） | 晩春の候／薫風の候<br>新緑の候／立夏の候 | 風薫るさわやかな季節となりましたが／<br>新緑がまぶしい今日この頃 |
| 6月<br>（水無月：みなづき） | 向夏の候／向暑の候<br>初夏の候／入梅の候<br>梅雨の候 | 紫陽花の花が美しい季節となりましたが／梅雨明けの待たれるこの頃ですが |
| 7月<br>（文月：ふみづき・ふづき） | 盛夏の候／仲夏の候<br>真夏の候／酷暑の候<br>猛暑の候 | 梅雨明けの待たれる今日この頃／<br>日ごとに暑さが増すこの頃ですが |
| 8月<br>（葉月：はづき） | 晩夏の候／残暑の候<br>立秋の候／新涼の候 | 残暑厳しきこの頃／朝夕涼味を覚える今日この頃／暑さの中にも秋が感じられる季節となりましたが |
| 9月<br>（長月：ながつき） | 初秋の候／爽涼の候<br>爽秋の候／秋涼の候 | 秋風が立ちはじめ、しのぎやすい季節となりましたが／コスモスの花が秋風に揺れる季節となりましたが |
| 10月<br>（神無月：かんなづき） | 仲秋の候／清秋の候<br>秋冷の候／錦秋の候<br>紅葉の候 | 木々の葉も鮮やかに色づいてきましたが／<br>日増しに秋も深まってまいりましたが／<br>実りの秋となりましたが |
| 11月<br>（霜月：しもつき） | 晩秋の候／暮秋の候<br>落葉の候／向寒の候<br>初霜の候 | 秋も深まり、朝夕はめっきりと冷え込むようになりましたが／<br>穏やかな小春日和が続く今日この頃 |
| 12月<br>（師走：しわす） | 初冬の候／寒冷の候<br>師走の候 | 寒さも日毎に増します今日この頃／<br>年の瀬もいよいよ押しせまりましたが／<br>年末を控え、お忙しい毎日と存じますが |

❸ 手紙・メール術

# 4 「末文」「後付け」の書き方

手紙では、本文のあとの末文にもあいさつを入れ、最後に日付・差出人名・受取人名を書く！

### 発信年月日

- 結語の次の行に、上から２～４字分下げて書く。
- 年号は、元号（和暦）でも西暦でもかまわない。

### 主文をまとめるあいさつ

- 主文の用件「①感謝・②依頼・③おわび」に合わせてあいさつを書く（左は「①感謝」の例）。

### 健康・発展を祈るあいさつ

- 個人宛てと組織宛てで表現が異なるので要注意。

### 結　語

- 末文の最後の文と同じ行か、次の行の、いちばん下か１マス上に結語の下をそろえて書く。
- 頭語と対応した結語を書き、書き忘れないように。

### 差出人名

- 発信年月日の次の行のいちばん下に名前の下をそろえる。

末文　後付け

①主文をまとめるあいさつ

五日間本当にありがとうございました。　一年一組の子どもたちにもどうか
よろしくお伝えください。

③健康・発展を祈るあいさつ

最後になりましたが、多田先生のますますのご健勝をお祈り申し上げます。

④結語

敬具□

⑤発信年月日

□□平成○○年○月○日

⑥差出人名

□□大学　△△学部
○○　○○

⑦受取人名

川西◇◇小学校
□多田　かえで　先生

### 受取人名

- 封筒の「宛名」と同じものを書く。
- 所属と個人名を書く場合は２行に分け、所属を１行目のいちばん上に、個人名を２行目に１字下げて書く。
- 差出人名よりも字が小さくならないように。

### 手紙の最後に「末文」というあいさつを書く

手紙では、用件を書く本文が終わった後にも、「**末文**」とよばれるあいさつを入れる。「末文」は次のような要素からなっている。

**① 主文をまとめるあいさつ**

- 主文の用件（①感謝・②依頼・③おわび）に合わせて、（①感謝・②依頼・③おわび）のいずれかのあいさつを書く（p.72 参照）。

**② 今後も指導をお願いするあいさつ**

- 今後も関係が続く場合には、「今後ともご指導（ご鞭撻《べんたつ》）のほどよろしくお願い申し上げます」などと書くことが多い。

**③ 相手の健康や発展（活躍）を祈るあいさつ**

- 個人宛てと組織宛てでは表現が異なるので注意する（p.72 参照）。

**④ 結語**

- 末文の最後の文と同じ行か、次の行の、いちばん下か１マス上に結語の下をそろえて書く。
- 頭語と対応した結語（p.68 参照）を、書き忘れないようにする。

### 「後付け」の書き方も決まっている

フォーマルな手紙では、「後付け」として次の３項目を「末文」のあとに書く。

**① 発信年月日**

- 結語の次の行に、上から２～４字分下げて書く。
- 年号は、元号（和暦）でも西暦でもかまわない。

**② 差出人名**

- 発信年月日の次の行に、いちばん下に名前の下をそろえて書く。

**③ 受取人名**

- 封筒の「宛名」と同じものを書く。
- 所属（役職名）と個人名を入れる場合は２行に分け、所属のほうを１行目のいちばん上から、個人名を２行目に１字下げて書く。
- 差出人名よりも字が小さくならないよう注意する。

Tool

# 「末文」のあいさつの言葉

## 主文をまとめるあいさつ

◆ 主文の内容（用件）が「お礼」の場合

（本当に／誠に）（ありがとうございます／ありがとうございました）。

（心から／厚く）御礼申し上げます。

（心から／深く）感謝申し上げます。

◆ 主文の内容（用件）が「依頼（お願い）」の場合

ご～（いただき／賜り／ください）ますよう、お願い（いたします／申し上げます）。

ご～（いただき／賜り）たく、お願い（いたします／申し上げます）。

誠に（無理／勝手）を申しますが、なにとぞよろしくお願い（いたします／申し上げます）。

◆ 主文の内容（用件）が「おわび」の場合

（本当に／誠に）申し訳（ございません／ございませんでした）。

（深く／心より）おわび申し上げます。

（お許し／ご容赦）（いただき／賜り／ください）ますよう、お願い（いたします／申し上げます）。

## 相手の健康や発展を祈るあいさつ

（末筆／末節）（ながら／になりましたが）、

◆ 個人に対して

○○様（先生）のますますの（ご健勝／ご健康）と（ご活躍／ご発展）をお祈り申し上げます。

◆ 組織に対して

貴社のますますの（ご隆盛／ご発展／ご盛栄／ご隆昌）をお祈り申し上げます。

Tool

# 「宛名・受取人名」の敬称の付け方

**会社名＋部署名＋役職名＋氏名**

1行目　会社名　部署名
2行目　□役職名＋氏名＋様

役職名は、氏名よりも少し小さめの字で書く。

【例】

宝塚薬品株式会社人事部
部長　荒牧二郎様

医療法人甲子園病院
栄養課長　瓦林梅子様

**会社名＋部署名＋役職名**

1行目　会社名　部署名
2行目　□役職名＋殿

【例】

宝塚薬品株式会社人事部
人事部長殿

医療法人甲子園病院
栄養課長殿

**会社名＋部署名**

1行目　会社名
2行目　□部署名＋御中

2行目は1マス下げる

【例】

宝塚薬品株式会社
人事課御中

株式会社甲子園食品
採用担当御中

【参考】「採用担当」は、「採用係」と同様、部署名なので「採用担当御中」となるが、「採用担当者」は、個人を指すので、「採用担当者様」とするか、名前がわかっている場合には、「採用担当　○○ ○○ 様」とする。

# 5 「主文」をうまく書くポイント

自分の気持ちと用件がきちんと相手に伝わるように書こう！

## お礼の手紙

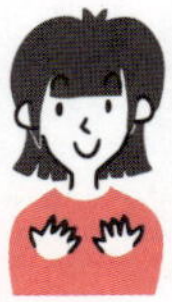

**目的・用件**

感謝の気持ちを伝え、喜んでもらう。

**書くとよいこと**

① 相手がしてくれた「何が」「どのように」「どれほど」自分にとってありがたかったか・助かったか・ためになったか
② 今後の抱負・決意（どう役に立てていくか）

p.76 参照

## 依頼の手紙

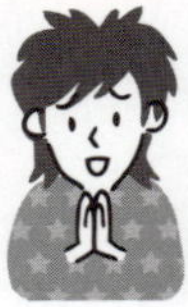

**目的・用件**

助けてほしい気持ちを伝え、頼みごとを聞いてもらう。

**書くとよいこと**

① 経緯・事情の説明
② 依頼の内容（どういうことをどこまでやってもらうか）

p.77 参照

## おわびの手紙

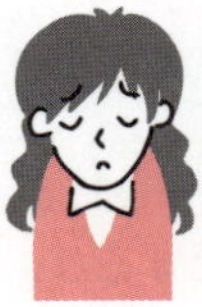

**目的・用件**

申し訳ない気持ちを伝え、失礼を許してもらう。

**書くとよいこと**

① 経緯・事情の説明
② 反省の気持ち（＋これまでの感謝の気持ち）

p.78 参照

## 自分らしさを発揮できる「主文」

**手紙の**「**目的**（**用件**）」**を書く**パートが「**主文**」であり、相手に自分の気持ちを伝え、用件を聞いてもらえるように書くことが必要だ。そして、形式的な「前文」「末文」「後付け」に比べ、『自分らしさ』が発揮できるところだ。「いい手紙」かどうかは、この「主文」の内容にかかっている。

## 特に「お礼」「依頼」「おわび」の手紙を書くことが多い

君たちが大学生活で書くフォーマルな手紙には、実習後の「お礼の手紙」、就職活動における「お礼の手紙」「依頼（お願い）の手紙」「おわびの手紙」などが考えられる。したがって、この本では、主に「**お礼の手紙**」「**依頼の手紙**」「**おわびの手紙**」を取り上げて見ていく（p.76 ～ 79 の例を参照）。

## 気持ちをしっかり伝えるために

自分の気持ちを伝えるためには、**その気持ちをもった具体的な事例を書く**ことがポイントである。

たとえば、実習や就職活動でお世話になった人に対する「お礼の手紙」の場合、感謝の気持ちを伝えるのが目的である。その気持ちを相手にしっかりと伝えるための一番のポイントは、相手にしてもらったことの中から特にありがたかった事柄を取り上げ、**そのことがどういうふうに自分の助けになったか、ためになったか**を具体的に書くことである。

実習後のお礼の手紙では、「大学では学べないことが経験でき、たいへん勉強になりました」というおきまりの形でまとめる人が多いが、これではせっかく忙しい中、時間を割《さ》いて一生懸命対応してくれた相手に感謝の気持ちは伝わらない。**読んだ相手が、自分のしたことがどんなに役に立ったか実感し、嬉しい気持ちになる**ような内容を書くよう心がけることが大切だ。そして最後は、自分がしてもらったことを今後どう生かしていくかという抱負や決意を書いて締めくくるとよいだろう。

Sample

# 手紙例① お礼の手紙

病院実習でご指導いただいた先生方にお礼の気持ちを伝える。

本文

末文　主文　前文

拝啓　いよいよ本格的な夏を迎えようとしておりますが、先生方にはますますご健勝のこととお喜び申し上げます。

このたびは、ご多忙中にもかかわらずごていねいなご指導をいただき、ありがとうございました。

今回の二週間の病院実習では、管理栄養士としての業務についてたいへん多くのことを学ばせていただきました。

栄養相談では、一人一人に合わせた会話をしながら、的確な情報を聞き出していらっしゃり、その手法のみごとさにたいへん感動いたしました。会話の中でのすばやい判断力が必要なことを学び、そのためには料理や食品の知識が重要であると感じました。

栄養管理計画書作成では、栄養スクリーニングでの情報収集と患者さんの状態を診ることの大切さを学びました。また、栄養のことだけでなく、薬や検査値データとの関連も知っておく必要があると実感しました。

調理実習では、同じ料理が病気別にさまざまな形で提供され、たいへんな作業がなされていることに非常に感動しました。

医師、看護師、薬剤師の方々との連携を目の当たりにし、病院における管理栄養士の重要さも感じ取ることができました。実際に、未熟ながら私たちも管理栄養士の仕事を体験させていただき、たいへん勉強になりました。

今後この実習で学んだことをしっかり心に刻み、よりよい管理栄養士になれるよう勉学に励んでいきたいと思います。本当にありがとうございました。

調理員、事務職員の方々にもどうかよろしくお伝えください。

最後になりましたが、先生方のますますのご健康とご活躍をお祈り申し上げます。

敬具

相手がしてくれたことを今後どう役立てていくのかを書いている。

相手がしてくれたどういうことが、どのようにためになったのか、具体的に書いている。

「お礼の手紙」は、まず、相手がしてくれたどういうことが、どのようにためになったのかを具体的に書き、さらに、そのことを今後どのように役立てるのかを書くとよい。それによって、相手がしてくれたことがどんなに価値があり、自分がどんなに感謝しているかを相手に伝えよう。

Sample

# 手紙例② 依頼の手紙

就職活動の企業研究のため、企業に会社案内等の資料を請求する。

本文

前文

拝啓　仲秋の候、貴社ますますご盛栄のこととお喜び申し上げます。

主文

私は、現在大学三年生で、就職のため、企業研究をしております。

大学では栄養学を専攻しており、特に健康食品に興味があり、○○をはじめ、貴社の健康商品にはたいへん魅力を感じております。

また、貴社の「×××××」という企業理念には深く共感を覚え、ぜひ自分も御社のような会社で健康食品の開発や普及に尽力し、貢献していきたいと思っております。

つきましては、御社のことをより詳しく知りたいと思いますので、会社案内ができましたら、お送りくださいますよう、お願い申し上げます。

また、会社説明会などのご予定がございましたら、ともにお知らせいただければ誠に幸いに存じます。

末文

お忙しいところ、誠に恐縮でございますが、何とぞよろしくお願いいたします。

敬具

後付け

平成○○年○月○日

□□大学　△△学部
中山　みどり

◇◇株式会社人事課
採用担当御中

初めて手紙を出す場合、まず、簡単に自己ＰＲをする。

御社にこんなに興味をもっているので、ぜひ資料を送ってほしい、という気持ちを伝えている。

「依頼の手紙」は、まずは、依頼内容を実行してもらえるよう、依頼するに至った経緯・事情をしっかりと説明し、相手を納得させることが必要だ。次に、何をどうしてほしいのか、依頼内容を明確に提示し、お願いしよう。

Sample

# 手紙例③ おわびの手紙

採用が内定していた企業に辞退したい意思を伝え、おわびする。

後付け　本文　末文　主文　前文

拝啓　秋涼の候、貴社ますますご隆昌のこととお喜び申し上げます。

先般は、採用内定のご通知をいただき、本当にありがとうございました。誠に申し上げにくいことでございますが、本日は、内定を辞退させていただきたく、ご連絡差し上げました。

御社には、合同企業説明会に始まり、会社説明会、筆記試験、面接試験などでたいへんお世話になりながらご辞退申し上げることになりましたことを、心よりおわび申し上げます。

中学生のときから病院栄養士に憧れ、管理栄養士養成施設に進学し、学んでまいりましたが、病院栄養士としての就職は難しいと大学の指導教官からも言われ、まずは給食会社に就職し、経験を積み、いつか病院栄養士になることを夢見ておりました。ですので、御社から内定通知をいただいたときは本当に嬉しかったです。しかしながら、その後、病院栄養士募集のお話が大学のほうにあり、受験したところ合格することができました。これまでたいへんお世話になった御社には誠に勝手で申し訳ありませんが、この上ないご無礼を何とぞお許しいただきますよう、お願い申し上げます。

就職活動の過程で御社には多くのことを学ばせていただき、また、これまでは存じ上げなかった御社の魅力を知ることもできました。心より御礼申し上げます。

本来でしたらお伺いし、直接おわびするところですが、書面にておわび申し上げますことをご容赦願います。

末節ながら、貴社のますますのご発展をお祈り申し上げます。

敬具

平成〇〇年〇月〇日

□□大学　△△学部
山本　勇太

〇〇株式会社
人事課御中

反省の気持ちとこれまでの感謝の気持ちを伝えている。

辞退するに至った経緯・事情を説明している。

「おわびの手紙」は、おわびの内容に至った経緯や事情（理由）をきちんと説明することにより、まずは相手を納得させることが重要だ。そして、反省とこれまでの感謝の気持ちを書き、相手に許してもらえるようにもっていこう。

Sample

# 手紙例④　ご案内の手紙

「交流会」の催しを卒業生にご案内し、出席をお願いする。

タイトル

紅葉大学「卒業生と在学生との交流会」開催のご案内

本文

前文

拝啓

梅雨も明け、初夏の日差しが眩しい季節になりましたが、紅葉大学栄養学部の卒業生の皆さまにはますますご活躍のこととお喜び申し上げます。

主文

さて、このたび、「卒業生と在学生との交流会」を左記のとおり開催することになりました。紅葉大学栄養学部は創設五十年を迎え、多くの卒業生が社会で活躍していらっしゃいますが、その一方で、昨今の就職難で、わたくしたち在学生はなかなか就職先が決まらず、入学当初の夢を失ってしまう者も少なくありません。こんな状況の下、さまざまな業界、職種で活躍されている先輩たちとお話することにより、視野を広げ、失いかけた夢をまた取り戻し、がんばっていけたらと思い、この交流会を三年生有志で企画いたしました。また、先輩同士の交流の場にもなればと思っております。

末文

ささやかではありますが、私たちの手作りのお菓子も準備し、現在栄養学部に在職されている先生方とともにお待ちしておりますので、ご多忙とは存じますが、ぜひお越しくださいますよう、ご案内申し上げます。

敬具

後付け

平成〇〇年七月△△日

「卒業生と在学生との交流会」実行委員会委員長

栄養学部三年生　夏川　文月

記

記

日時　平成〇〇年九月△△日（土）　午後二時～五時

会場　紅葉大学同窓会会館

会費　千円（当日受付にて申し受けます）

連絡先　夏川　文月（携帯電話　×××−××××−××××）

以上

追記

※恐れ入りますが、七月末までに同封のはがきでご出欠をお知らせください。

催しの開催日時・場所・費用、出欠の連絡の方法・期限をわかりやすくまとめている。

催しを開催するに至った経緯・事情、目的を説明している。

催しなどの「ご案内の手紙」は、その催しの開催日時、場所、費用などを知らせ、多くの場合は、返信はがき等で出欠を尋ねるのが目的である。その催しを開くに至った経緯や事情、目的、主催者をきちんと伝え、相手に「出席してみようかな」と思わせるような内容にしよう。

# 6 手紙の形式とマナー

封書やはがきを書く場合に注意することを覚えておこう！

「〜いたす」「〜いただく」「〜くださる」という、敬語を表す補助動詞は、漢字ではなく、ひらがなで書く。

③できるだけ、ひとまとまりの言葉が行をまたがらないようにする。

拝啓　立夏の候、貴社ますますご隆盛のこととお喜び申し
上げます。
　このたびは、採用内定のご通知をいただきまして、誠にあ
りがとう《ありがとう》ございました。高校三年生のときからバイト《アルバイト》させて
いただき、すごく《非常に》憧れていた御社の社員になれることが出来《でき》、
両親ともども夢じゃないか《ではないか》と信じられない思いで、心より
感謝しております。
　来春から御社の一員として御社の発展に寄与できますよう、
一意専心努力いたす覚悟でございます。これから社会人に
なるにあたり、残りの大学生活を充実させて過ごしたいと
思います。
　たいへん未熟な私でございますが、今後ともご指導ご鞭撻
を賜りますよう、お願い致《いた》します。
　まずは書中をもちまして、内定の御礼を申し上げます。
敬具

（以下、省略）

②話し言葉は使わないようにする。

可能の意味の「〜できる」はひらがなで書く。

①略語は使わないようにする。

採用内定のお礼の手紙

### 敬体で書く

レポートや論文は常体（「である・だ」体）で書くが、フォーマルな手紙は、**敬体**（「です・ます」体）で書き、**敬語**（p.90 ～ 92「敬語を正しく使う」参照）を使う必要がある。**クッション言葉**（p.94 ～ 95「クッション言葉を利用する」参照）もうまく使いこなせるようにしたい。

### 紙・筆記具などのマナー

- 便せん、はがきは白無地を使う。
- 黒のボールペン（万年筆に近い筆致のもの）か万年筆で書く。
- 書きまちがえた場合は、修正テープなどは使わず、あらためて書き直す。

### 表記・表現のマナー

- 楷書で書き、略字や略語は使わない（左ページ①）。

【例】 ×バイト（○アルバイト）　×中３（○中学３年）　× 门(○門)

- 話し言葉（俗語）を使わない（左ページ②）。

【例】
×いろんな（○いろいろな）　×いっぱい（○多く）
×ちゃんと（○きちんと）　×ちょっと（○少し）
×だいぶ（○かなり）　×でも（○けれども、しかし）
×すごく（○とても、たいへん、非常に）
×なので（○したがって）　×～けど（○～が）
×～って（○～と）　×～てる（○～ている）
×～じゃない（○～ではない）
×～ないといけない（○～なければならない）
×びっくりする（○驚く）

### 書式のマナー

- 縦書きで書く。
- 本文で相手の名前がいちばん下に来ないようにする。
- 一つのまとまった言葉が行をまたがらないようにする（左ページ③）。

# 7 はがきの形式とマナー

はがきの宛名の書き方や、返信用はがきの返信のしかたをマスターしよう！

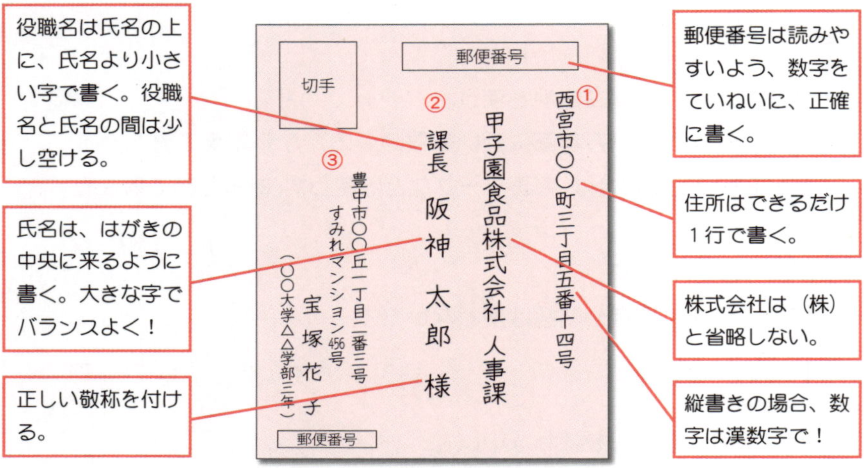
役職名は氏名の上に、氏名より小さい字で書く。役職名と氏名の間は少し空ける。
氏名は、はがきの中央に来るように書く。大きな字でバランスよく！
正しい敬称を付ける。
郵便番号
切手
①
西宮市〇〇町三丁目五番十四号
甲子園食品株式会社 人事課
②
課長
阪神 太郎 様
③
豊中市〇〇丘一丁目二番三号
すみれマンション456号
宝塚 花子
（〇〇大学△△学部三年）
郵便番号
郵便番号は読みやすいよう、数字をていねいに、正確に書く。
住所はできるだけ1行で書く。
株式会社は（株）と省略しない。
縦書きの場合、数字は漢数字で！

**返信用はがきの場合**　注意：実際には赤ではなく黒で書きます。

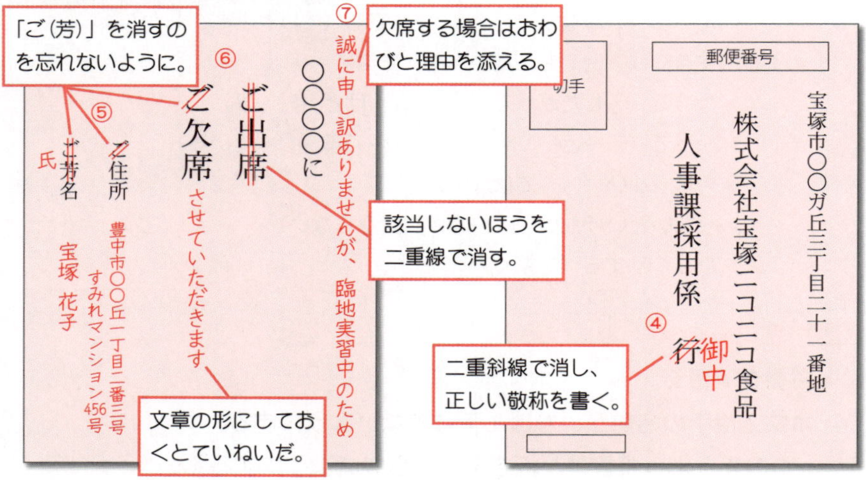
「ご(芳)」を消すのを忘れないように。
⑦
欠席する場合はおわびと理由を添える。
⑥
〇〇〇〇に
ご出席
ご欠席
させていただきます
誠に申し訳ありませんが、臨地実習中のため
⑤
ご住所
豊中市〇〇丘一丁目二番三号
すみれマンション456号
ご芳名
氏
宝塚 花子
該当しないほうを二重線で消す。
文章の形にしておくとていねいだ。
郵便番号
切手
宝塚市〇〇ガ丘三丁目二十一番地
株式会社宝塚ニコニコ食品
人事課採用係
④
行
御中
二重斜線で消し、正しい敬称を書く。

## 普通はがき（表）の書き方

裏面の書き方は封書と同じなので（p.64〜65「手紙の構成」、p.80〜81「手紙の形式とマナー」参照）、ここでは表面の書き方のみ説明する。

**● 表面**

① 住所

- はがきの右端に1〜1.5cm程度の余白をつくる。
- なるべく1行に収める（都道府県名は省略してよい）。
- 漢数字を使う（部屋番号などが3桁以上の場合は算用数字でよい）。

② 受取人名

- 真ん中に書き、必ず「敬称」を付ける（p.73「『宛名・受取人名』の敬称の付け方」参照）。

③ 差出人名

- 左下に小さめに書く。

## 返信用はがきの書き方

**● 表面**

④ 受取人名に「行・宛」がある場合、二重斜線で消してから正しい敬称を付ける（p.73「『宛名・受取人名』の敬称の付け方」参照）。

**● 裏面：出欠を問う返信用ハガキの場合**

⑤「ご」などの敬語を二重線で消す。「ご芳名」は次のいずれかに。

(a)「ご芳」を二重線で消すだけ

(b)「ご芳」を二重線で消してから「氏」を加える

⑥ 出席（欠席）する場合、「ご欠席」（「ご出席」）を二重線で消し、「ご出席」（「ご欠席」）の「ご」を二重斜線で消してから、下に「させていただきます・いたします」などを付けたほうがよい。

⑦ 欠席する場合には、「申し訳ありませんが」などを添え、簡単に理由を書いたほうがよい。

# 8 封筒の形式とマナー

封筒の裏面の書き方は意外と知らないことが多いので、きちんと押さえておこう！

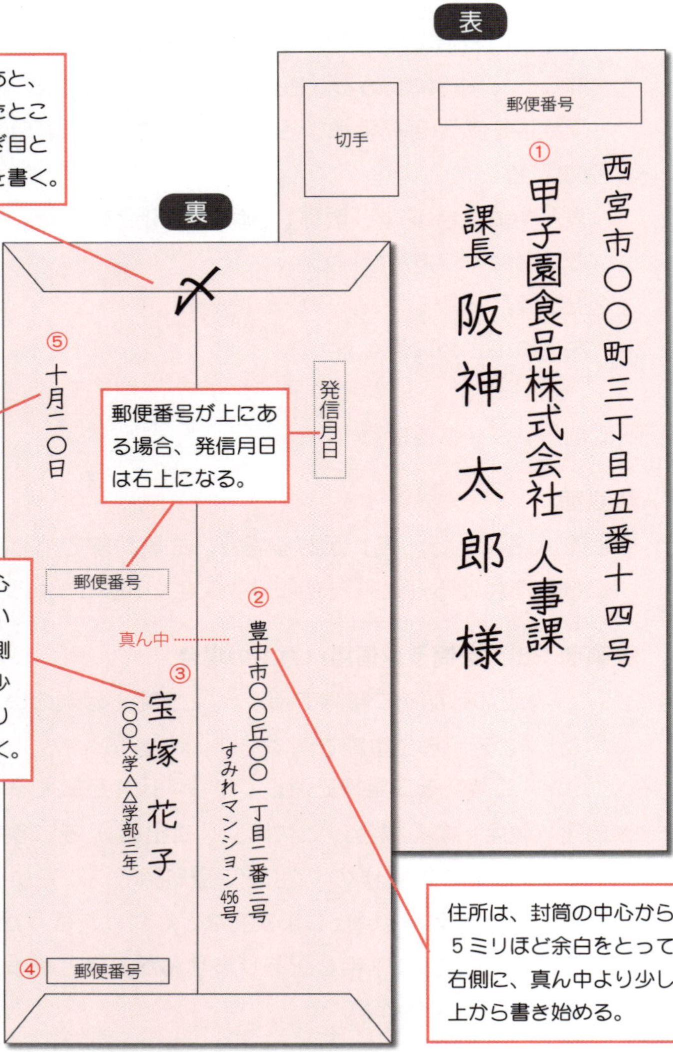
表
郵便番号
切手
①
西宮市〇〇町三丁目五番十四号
甲子園食品株式会社　人事課
課長　阪神　太郎　様
裏
〆
⑤
十月二〇日
発信月日
郵便番号
真ん中
②
豊中市〇〇丘〇〇一丁目二番三号
すみれマンション456号
③
宝塚　花子
（〇〇大学△△学部三年）
④
郵便番号

封筒に封をしたあと、封じ目（封をしたところと真ん中の継ぎ目との交差点）に〆を書く。

左上に発信月日

郵便番号が上にある場合、発信月日は右上になる。

名前は封筒の中心から５ミリくらい空白をとって左側に、真ん中より少し下に、住所より大きめの字で書く。

住所は、封筒の中心から５ミリほど余白をとって右側に、真ん中より少し上から書き始める。

## 封筒の形式

### ● 表面

① 受取人の住所、宛名

- はがきと同じである（p.82～83「はがきの形式とマナー」参照）。

### ● 裏面

② 差出人住所

- 中央より５ミリほど空けた右側に、真ん中より少し上から書く（最近は左側に書くことも多い）。

③ 差出人氏名

- 中央より5ミリほど空けた左側に、真ん中より少し下から書く。
- 住所より少し大きめの字で書く。

④ 郵便番号

- わかりやすい数字で、正しく記入する。

⑤ 発信月日

- 左上に書く（郵便番号が左下にある場合）。ただし、郵便番号が左上にある場合は右上に書く。

## 投函時の注意

- 封筒に書くべきことが書けたら、便せんを三つ折りにして、文書の書き出しが上になるように封筒に入れて封をする。
- セロテープやシールなどは用いず、のりで封をする。
- 封をしたあとは、封じ目に「〆」を書く。

　【参考】あらたまった場合には、「封」や「緘《かん》」と書いたり、お祝い事の場合には、「寿」や「賀」を書いたりする場合もある。

- 切手の貼り忘れや料金不足に注意し、正しい料金の切手を貼る。

## その他の注意

- 白無地の封筒を使い、茶封筒は絶対に使わないこと。

# 9 メールの構成

メールも本文は３部構成だ。手紙とは異なるメール特有の形式をマスターしよう！

件名

宛先：　××××××××××
件名：　資料送付のお願い

本文

前文

①宛先

宝塚フード株式会社　人事部
採用担当御中

②あいさつ

突然のメールで失礼いたします。

③自己紹介

私は、○○大学△△学部３年生に在籍しております逆瀬川さくらと申します。

主文

④理由・背景

栄養学部で学んだ○○の知識と食に対する考え方を生かして働きたいと思い、現在、食品業界を中心に就職活動を進めております。
御社のホームページを拝見させていただき、「お客様の笑顔と健康を一番に」という経営理念にたいへん心惹かれました。

つきましては、御社の会社案内の資料をお送りいただきたく、ご連絡いたしました。

⑤用件

末文

⑥あいさつ

お忙しいところたいへんお手数をおかけいたしますが、ご送付いただきますよう、お願い申し上げます。

署名

＊＊＊＊＊＊＊＊＊＊＊＊＊＊＊＊＊＊＊＊＊＊＊＊＊＊
○○大学△△学部△△学科３年 ⑦
逆瀬川 さくら（さかせがわ さくら）⑧
住所：〒665-XXXX 兵庫県宝塚市○○丘 1-2-3 ⑨
電話：0797-XX-XXXX／FAX：0797-XX-XXXX
Eメール： s-sakasegawa@XXXXXXXX ⑩
＊＊＊＊＊＊＊＊＊＊＊＊＊＊＊＊＊＊＊＊＊＊＊＊＊＊

形式的な部分（前文・末文・署名）
◎（主文）

## メールには手紙よりも簡素化されたおきまりの形式がある

メールの一般的な構成を左ページに示した。手紙と同様に本文は３部構成だが、本文のあとに「後付け」はなく、代わりに「署名」が入る。

本文も、「前文」と「末文」にあいさつが入るのは手紙と同じだが、手紙に必要な「頭語」や「結語」「時候のあいさつ」「安否のあいさつ」「相手の健康や発展を祈るあいさつ」はメールでは省かれ、簡素化される。

**● 件名（標題）**

- 簡潔、かつ、メールの内容が予測できるような具体的なものを付ける。

**● 本文**

**Ⅰ．前文**

① 宛先：受取人の所属（会社名・部署名）・役職名・氏名

② あいさつ：「はじめまして」「いつもお世話になっております」「メール拝受いたしました」など

③ 自己紹介：「私（は）、〔所属〕の〔氏名〕と申します」

**Ⅱ．主文**

④ 理由・背景：メールを書くにいたった理由や背景を書く。

⑤ 用件：何のためにメールを送るのかが、はっきりと相手に伝わるように書くこと。

**Ⅲ．末文**

⑥ あいさつ：主文をまとめるあいさつで結ぶ（p.72「主文をまとめるあいさつ」参照）。

**● 署名**

⑦ 大学・学部・学科名・学年

⑧ 氏名

⑨ 郵便番号・住所・電話番号・FAX 番号

⑩ メールアドレス

# 10 メールの書き方とマナー

メールの書き方には手紙とは違う部分も多くあるので、気をつけよう！

**お礼のメール例**

簡潔かつ具体的に

宛先：　××××××××××
件名：　資料をご送付いただき、ありがとうございました

左寄せ

宝塚フード株式会社 人事部
採用担当殿

1行30字程度

3～5行で改行する。

はじめてメール差し上げます。
先日、御社のホームページを通じて会社案内の資料を請求いたしました○○大学△△学部3年生の逆瀬川さくらと申します。

改行は1行空ける。

このたびは、お忙しい中、早々に資料をお送りくださり、まことにありがとうございました。本日確かに拝受いたしました。
さっそくじっくりと読ませていただき、御社について学ばせていただこうと存じます。

今後も何かとお世話になることと思いますが、なにとぞよろしくお願い申し上げます。

（署名省略）

前文
主文
末文

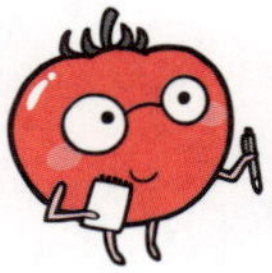

**返信メール例**

宛先：　××××××××××
件名：　Re：説明会実施のお知らせ

件名は「説明会のお知らせをいただき、御礼申し上げます」などと付け直してもよい。

宝塚フード株式会社 人事部
小林 太郎 様

メールを受け取ったら、その日のうちに受け取った旨を伝える。

先日の説明会でお世話になりました、○○大学△△学部3年生の逆瀬川さくらと申します。その節は本当にありがとうございました。

説明会についてのメールを拝受いたしました。お忙しい中、ご連絡いただき、誠にありがとうございます。11月30日午後3時に説明会会場に参ります。
なお、ご指示いただきましたエントリーシートを添付ファイルにて送付させていただきます。ご査収のほどよろしくお願いいたします。

添付ファイルを送る場合は本文中にその旨を書く。

それでは、会社説明会でお会いできることを心待ちにしております。
今後ともお世話になりますが、よろしくお願い申し上げます。

（署名省略）

## 1つのメールには1つの用件だけ

- 同じ相手先に複数の用件がある場合でも、複数の用件をまとめて1つのメールに書くようなことはせず、必ず**1つのメールには1つの用件**を、できるだけ簡潔に書くようにする。
- 件名は、簡潔であって、かつ、内容が予測できるような具体的なものでなければならない。

【例】

| × | ○ |
|---|---|
| お願い<br>お願いします | 資料送付のお願い<br>資料をご送付願います |
| 申し込みます | 会社説明会の申し込み |

## 書式についての注意

- **左寄せ**で書く（段落の最初も1マス分空ける必要はない）。
- 1行の長さは、30文字程度にする。
- 段落を改める（改行する）場合は、1行分空白を入れる。
- 3～5行程度で改行する。

## 返信メールを出すときの注意

- すぐに返信する。
- 受信メールを全文残したまま返信しないよう、注意する。
- 引用する場合も、必要最小限にする。
- 返信メールにすると、件名の頭に「Re:」が付くが、そうしたほうがいい場合を除いては、件名を付け直す。

## その他の注意

- 受信箱（受信トレイ）に件名と送信者（差出人）名が出た場合、すぐに誰だかわかるよう、**差出人名はフルネームで**設定しておこう。

【例】

| × | △ | ○ |
|---|---|---|
| hana-hana1123@****.***.jp<br>はな | Hanako Takarazuka | 宝塚 花子 |

# 11 敬語を正しく使う

フォーマルな手紙やメールでは、相手に敬意を示す敬語を使いこなせるようにしよう！

## 相手が主体の場合は「尊敬語」を使う

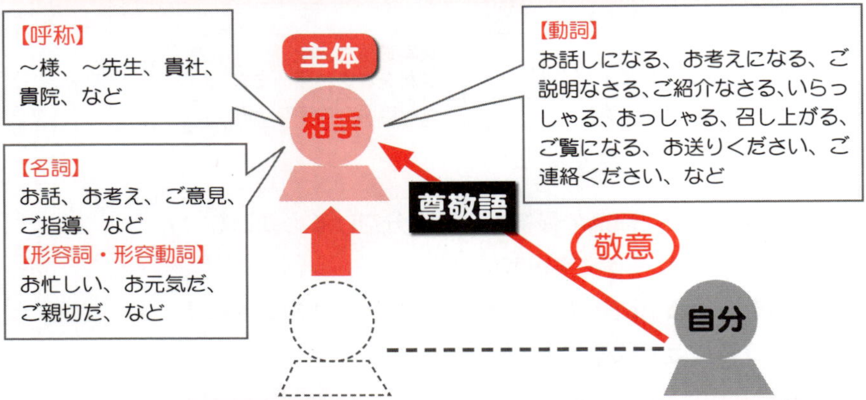

【呼称】
～様、～先生、貴社、貴院、など
【名詞】
お話、お考え、ご意見、ご指導、など
【形容詞・形容動詞】
お忙しい、お元気だ、ご親切だ、など
主体
相手
【動詞】
お話しになる、お考えになる、ご説明なさる、ご紹介なさる、いらっしゃる、おっしゃる、召し上がる、ご覧になる、お送りください、ご連絡ください、など
尊敬語
敬意
自分


相手に尊敬語を使う（＝相手を高める）ことにより、敬意を示す。

## 自分（身内）が主体の場合は「謙譲語」を使う

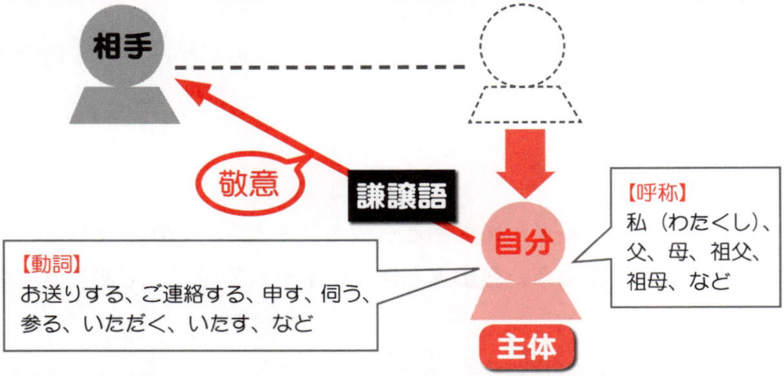

相手
敬意
謙譲語
自分
主体
【呼称】
私（わたくし）、父、母、祖父、祖母、など
【動詞】
お送りする、ご連絡する、申す、伺う、参る、いただく、いたす、など


自分に謙譲語を使う（＝自分を低める）ことにより、敬意を示す。

## 相手に敬意を示す「敬語」には「尊敬語」と「謙譲語」がある

敬語は、相手に敬意を示す場合に用い、「**尊敬語**」と「**謙譲語**」がある。

その言葉の主体が誰かにより、尊敬語を使うか、謙譲語を使うかが決まる。相手が主体の場合には「尊敬語」、自分や身内が主体の場合には「謙譲語」を用いる。

### ● 自分や身内の「呼称」の敬語（謙譲語）と、相手の「呼称」の敬語（尊敬語）

- 自分をよぶ場合、自分を謙譲語にして「私（わたくし）」とよぶ。身内である自分の家族をよぶ場合は、「父（×お父さん）」「母（×お母さん）」「祖父（×おじいちゃん）」「祖母（×おばあちゃん）」などとする。
- 相手をよぶ場合、相手に**敬称**をつけて、尊敬語にしてよぶ。

【個人】「○○**様**（**先生**）」（自分が「先生」とよぶ相手には、宛名も「様」ではなく「先生」を使う）
【組織】病院→「**貴院**」、学校（小中高）→「**貴校**」、大学→「**貴学**」、保健所→「**貴保健所・貴所**」、福祉施設→「**貴施設**」、給食 / 保健センター→「**貴センター**」、幼稚園・保育園→「**貴園**」

### ● 相手の「物や状態」を表す場合の敬語（尊敬語）

- 相手の物・行為を表す名詞や、相手の状態を表す形容詞には、「**お・ご**」を付けて、尊敬語にする。

【例】お話、お返事、お考え、お知らせ、ご意見、ご指導、お忙しい、お元気だ、ご親切だ

### ● 相手や自分の「行為」を表す場合の敬語

動詞を尊敬語や謙譲語にする場合、動詞自体が形を変える場合もあるが、ほとんどは補助動詞をつけて敬語化されるので、そのルールをしっかりマスターしよう。特に、**依頼表現**（～してください）はよく使うので、バリエーションを知っておこう（p.92 ～ 93 参照）。

## 敬語を使う際に犯しやすいミス

尊敬語を重ねる「**二重敬語**」を使ったり、謙譲語を尊敬語とまちがえて相手に使ったりしないよう注意しよう（p.92「注意したいこと」参照）。

Tool

# 言葉を敬語にする

## 動詞の尊敬語化・謙譲語化

**【動詞の尊敬語化】**

◆ 和語動詞の場合：「お～になる」を付ける

【例】 話す　→ お話しになる
　　　 考える → お考えになる

◆ 漢語動詞（サ変動詞）の場合：「(ご) ～なさる」を付ける

【例】 説明する → ご説明なさる
　　　 紹介する → ご紹介なさる

**【動詞の謙譲語化】**

◆ 「お・ご～する / いたす」を付ける

【例】 送る　　→ お送りする / いたす
　　　 連絡する → ご連絡する / いたす

※尊敬語化、謙譲語化のルールがあてはまらず、動詞自体が形を変える「尊敬語動詞」「謙譲語動詞」については、右ページ（p.93）を参照のこと。

## 依頼表現（～してください）の尊敬語化

◆ 敬語表現：　ご～ください

【例】 送ってください　→ お送りください
　　　 連絡してください → ご連絡ください

◆ さらに敬意の高い表現：(お / ご) ～ (ください / いただき) ますよう、お願い (申し上げます / いたします)

【例】 お送りくださいますよう、お願い申し上げます
　　　 ご連絡いただきますよう、お願いいたします

## 注意したいこと

◆ 二重敬語にならないように注意する

【例】 ×おっしゃられる　→ ○おっしゃる
　　　 ×お聞きになられる → ○お聞きになる
　　　 ×ご説明なされる　→ ○ご説明なさる
　　　 ×ご拝見しました　→ ○拝見しました
　　　 ×お書きになっていらっしゃる → ○お書きになっている／書いていらっしゃる

◆ 相手に謙譲語を使わないように注意する

【例】 ×お伺いください → ○お尋ねください
　　　 ×申されました　→ ○おっしゃいました

Tool

# 尊敬語動詞と謙譲語動詞

「尊敬語化」「謙譲語化」のルール（p.92）があてはまらず、動詞自体が形を変える「尊敬語動詞」と「謙譲語動詞」の例。

| | 尊敬語動詞 | 謙譲語動詞 |
|---|---|---|
| いる | いらっしゃいます | おります |
| する | なさいます | いたします |
| 言う | おっしゃいます | 申します／申し上げます |
| 思う | | 存じます／存じ上げます |
| 見る | ご覧になります | 拝見します |
| 聞く | | 伺います／承ります |
| 行く | いらっしゃいます／おいでになります | 伺います／参ります |
| 来る | いらっしゃいます／おいでになります／お越しになります／お見えになります | 伺います／参ります |
| 食べる | 召し上がります | いただきます |
| 会う | | お目にかかります（お会いします） |
| 知る | ご存じです | 存じます／存じ上げます |
| あげる／くれる | くださいます | 差し上げます |
| もらう | | いただきます／頂戴します／賜ります |
| 着る | お召しになります | |
| 尋ねる | | 伺います（お伺いします）（お尋ねします） |
| 訪ねる | | 伺います（お伺いします） |

# 12 クッション言葉を利用する

言いにくい言葉の前には、クッション言葉をうまく使って、雰囲気を和らげよう！

## クッション言葉の効果

相手に負担や迷惑をかけたり、相手の期待に応《こた》えられなかったりした場合に、言いにくい言葉の前に添えることによって、雰囲気を柔らかくし、相手の不快感を軽減する。

**使う場面**

- 相手に依頼をするとき
- 相手の依頼・申し出を断るとき
- 相手にわびなければならないとき

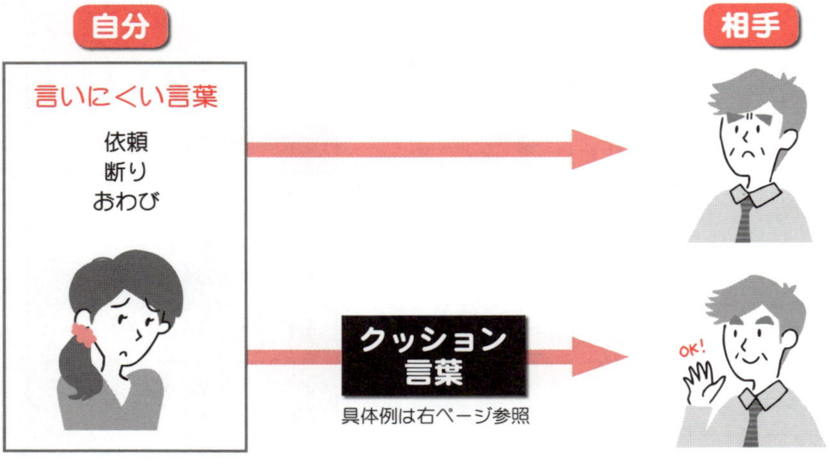

自分
相手
言いにくい言葉
依頼
断り
おわび
クッション言葉
具体例は右ページ参照
OK!


ただし、使いすぎるとかえって不快感を与えるので注意！

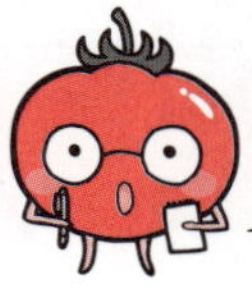

クッション言葉は、使いすぎると、しつこい感じを与え、相手に不快感を与えることになるので、適度に使うことが大切だよ！

## 「相手に依頼するとき」のクッション言葉例

- 恐れ入りますが／恐縮ですが／恐縮でございますが
- 申し訳ございませんが
- 失礼ですが
- ご面倒ですが／ご面倒をおかけいたしますが
- お手数ですが／お手数をおかけいたしますが／お手数をおかけして申し訳ございませんが
- ご足労をおかけいたしますが
- ご迷惑をおかけいたしますが／ご迷惑とは存じますが
- 勝手なお願いですが／勝手を申しますが／勝手を申して恐縮ですが
- 不躾《ぶしつけ》ではございますが／不躾とは存じますが
- お差し支《つか》えなければ／よろしければ

「誠に」を前に付けると、よりていねいになる！

## 「相手の依頼などを断るとき」のクッション言葉例

- 誠に申し訳ございませんが／誠に恐縮ですが
- 誠に勝手ながら／誠に勝手ではございますが
- 誠に心苦しい次第でございますが
- 誠に申し上げにくいことではございますが
- 誠に残念ながら／誠に残念ではございますが
- はなはだ遺憾ではございますが
- あいにく／あいにくですが／あいにくではございますが
- せっかくですが／せっかくではございますが

## 「重ねて（何度も）依頼してしまうとき」のクッション言葉例

- 重ね重ね申し訳ありませんが / 重ねて申し訳ございませんが

# 参考図書紹介

## 1 『文検　手紙の技法（文検分野別シリーズ）』
日本語文章能力検定協会（1998年、日本語文章能力検定協会）

第1部「技法の基本」、第2部「種類別手紙の書き方」、第3部「技法をもっと」からなっている。特に第2部で、

| | | | |
|---|---|---|---|
| ① お祝い | ② お礼 | ③ 近況報告 | ④ 案内 |
| ⑤ 依頼 | ⑥ 断り | ⑦ 見舞い | ⑧ おわび |

といった手紙の内容（目的）別に「主文」をどのように書いたらよいか、そのポイントとともに見本がわかりやすく示されているところがたいへん役に立つ。第3部では、「前文」「末文」で書くあいさつの例が豊富に載っており、便利である。

手紙の基本がたいへんコンパクトに、かつ、見本を提示することにより非常にわかりやすくまとめてある『手紙本』の名著だといえる。社会人になってからも役に立つので、ぜひ1冊もっておいてほしい本である。

## 2 『手紙の書き方大事典』
http://www.letter110.net/　2011年7月1日現在

「手紙の書き方大事典」と銘打つだけあって、手紙を書くにあたって必要な知識が何から何まで載っているサイトである。大きく「手紙の書き方と基礎知識」と「用途別マナーと文例・例文集」に分かれている。

そのうち、「手紙の書き方と基礎知識」は、次の項目からなっている。

| | |
|---|---|
| ① 基礎知識・マナー | ② 手紙の書き方用語集 |
| ③ 手紙の基本構成 | ④ 敬語の基本一覧 |
| ⑤ 時候の挨拶 | ⑥ 結びの挨拶 |
| ⑦ 頭語と結語 | ⑧ 一般的な挨拶の基本 |
| ⑨ 手紙の折り方 | ⑩ 封筒の書き方 |

①では、「手紙とハガキの使い分け」や手紙の内容（目的）ごとに「手紙を書く時期」なども紹介されている。⑤と⑥では、前文の「時候の挨拶」と末文の「結びの挨拶」が月別に紹介されているところは圧巻である。⑨の「手紙の折り方」のところでは、和封筒・三つ折り、和封筒・四つ折り、洋封筒・縦書き、洋封筒・横書きに分けて、手紙の折り方と封筒への入れ方まで書いてある。

「用途別マナーと文例・例文集」では、手紙の内容（目的）別に手紙のマナーと文例が載っていて実用的な内容となっている。手紙を書くときにたいへん重宝するサイトなので、ぜひ「お気に入り」に登録して、手紙を書くたびに利用してほしい。

## 3 「就職活動で使うメールの書き方」
http://shushoku.mail-kakikata.com/　2011年7月1日現在

メールの形式やマナーをひととおりマスターしたら、実際のメールを見て学んでいくことが大切だ。

就職活動のメールを書く場面として、次の項目に分けてポイントとともに実例が挙げられている。

① 資料請求のお願い
② 資料送付のお礼
③ 新卒採用予定の問い合わせ
④ 新規採用予定の問い合わせ
⑤ 中途採用予定の問い合わせ
⑥ 会社説明会日程の問い合わせ
⑦ 会社説明会の連絡のお礼
⑧ 就職説明会の連絡の御礼
⑨ 就職説明会への参加申し込み
⑩ 就職説明会のお礼
⑪ 会社説明会への参加申し込み
⑫ 会社説明会のお礼
⑬ 会社訪問のお願い
⑭ 会社訪問のお礼
⑮ ＯＢ訪問のお願い
⑯ ＯＢ訪問のお礼
⑰ ＯＢへの内定の報告
⑱ ＯＢへの不採用の報告
⑲ 就職先紹介のお願い
⑳ 面接のお礼
㉑ 採用内定のお礼
㉒ 履歴書の送付状
㉓ 面接辞退のおわび
㉔ 採用内定辞退のおわび
㉕ エントリー受付確認のお願い
㉖ 就職説明会日程の問い合わせ
㉗ 会社説明会参加日程変更のお願い
㉘ 就職説明会参加日程変更のお願い
㉙ 紹介者への不採用の報告
㉚ 紹介者への採用内定の報告
㉛ 採用選考の申し込み

たいへん実用的で便利なサイトである。就職活動でメールを書くときにはぜひ参考にしよう。

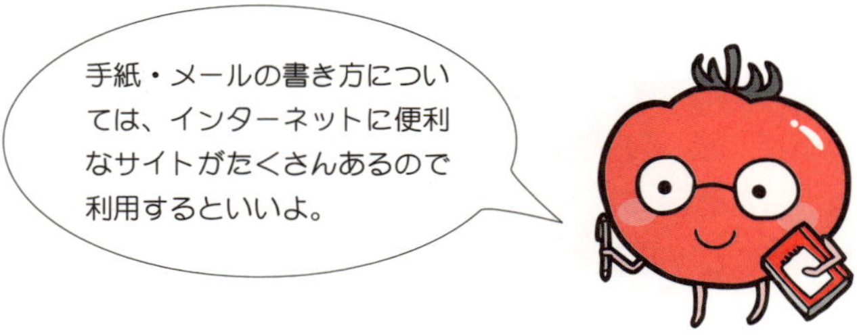
手紙・メールの書き方については、インターネットに便利なサイトがたくさんあるので利用するといいよ。

ワンポイントアドバイス

知っておきたい表現スキル

## Q 縦書きと横書きで何か違いはありますか？

**A** 縦書きと横書きの場合で、最も異なるのは、数を含む書き表し方です。

**縦書きの場合、漢数字を用い、「十・百・千・万・億・兆」などの単位数字を併用する書き方が基本となっています。**【例１】

ただし、西暦年や電話番号、指数などの場合には、単位数字を省くことが多いです。【例２】

【例１】

一億二千三百万円
平成二十年十二月二十五日
午後零時三十七分

【例２】

二〇一一年一二月二五日
電話〇九九九―八八―七六五四
四〇・二
七五％

**横書きの場合、基本的には算用数字を用いて**、次のように書きます。

| | | |
|---|---|---|
| 123,000,000 円 | 平成 23 年 12 月 25 日 | 午後 0 時 37 分 |
| 40.2 | 75% | 電話 0999-88-7654 |

ただし、大きな数については、「1 億 2300 万円」のように書くこともあります。**算用数字は半角で書く**ようにしましょう。

なお、「九州」「三国志」などの**固有名詞**や、「四捨五入」「一部分」などの**成語**、「数十万」「五、六十人」などの**概数**の場合は、**横書きでも算用数字は用いず、漢数字を使います**ので、注意しましょう。

# 4章

# 履歴書・エントリーシート術

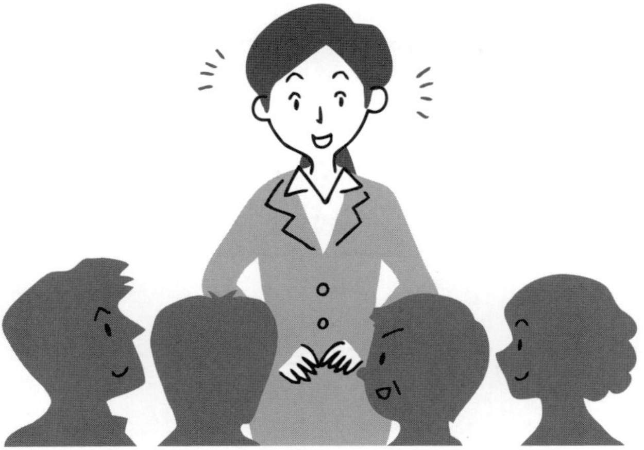

就職活動に必要な履歴書は、ほぼ構成が決まっているにもかかわらず、誤った書き方をしている人が意外と多い。各項目の書き方や注意点を知っておこう。エントリーシートの形式はさまざまだが、必須３項目は書けるようにしておこう。さらに、「手紙のように三つ折りにしない」「添え状を付ける」など、履歴書・エントリーシート特有のマナーも押さえておこう。ポイントをしっかりと押さえ、第一関門の書類選考を突破しよう。

# 1 履歴書・エントリーシートを書く目的

就職活動の第一次選考は、履歴書とエントリーシートである！

## 就職活動の流れと履歴書・エントリーシート

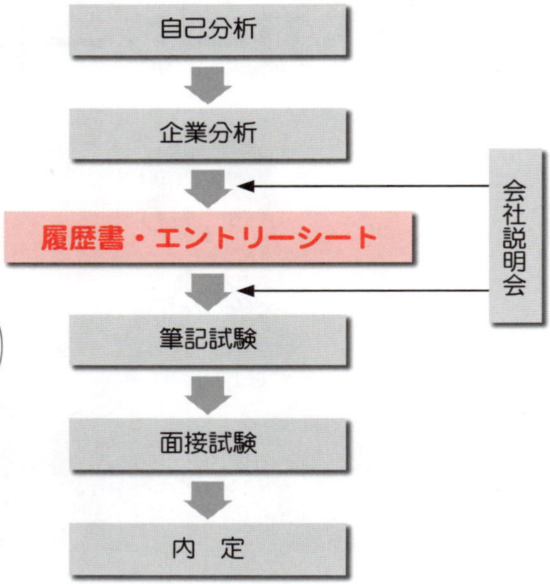

自己分析
企業分析
履歴書・エントリーシート
筆記試験
面接試験
内　定
会社説明会


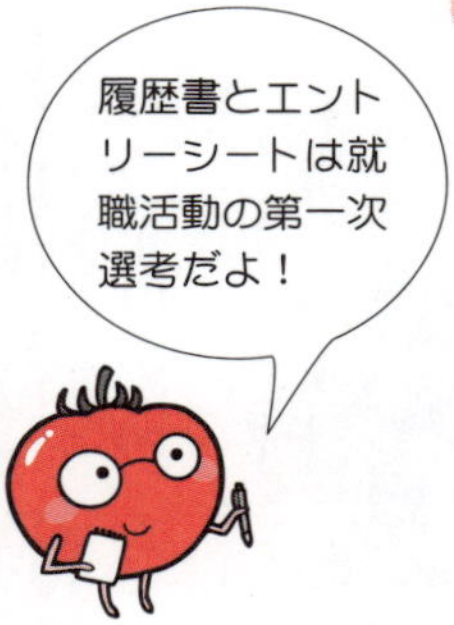

履歴書とエントリーシートは就職活動の第一次選考だよ！


## 履歴書・エントリーシートのねらい

### 採用側にとっては

① 第一次選考（書類選考）の資料とする。
② 面接試験にも利用する。
③ 論作文試験を兼ねている場合もある。

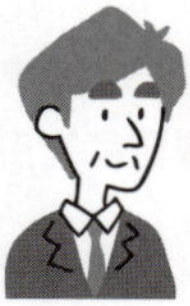

### 提出側にとっては

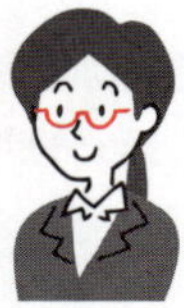

① 第一次選考（書類選考）を通過する。
② 面接試験の話題づくりを前もってしておく。
③ 論作文能力をPRする。

## 就職活動のスタート

３年生後半になると、**就職活動**がいよいよ本格化し、自分が受けたい企業の**選考試験**が始まる。選考試験が始まってから準備していたのでは手遅れになる。まずは、就職活動の流れと時期を早めに押さえ、選考試験を受けるにあたって必要な準備をしっかりとしておくことが重要だ。また、給食、食品、薬品、外食などの一般企業は、福祉施設や病院に比べ、採用試験から内々定までの時期が非常に早い。選考試験の時期も早めに就職課で確認しておこう。

## 履歴書とエントリーシートは第一次選考

受ける企業が決まったら、企業側に応募の意思を伝えることになる。ほとんどの企業は、大量に応募してくる学生を、最初に書類でふるいにかける。まず書類選考を通過しなければ、筆記試験や面接試験を受けることすらできないのだ。そして、この**最初の書類選考（第一次選考）が、履歴書とエントリーシートである。**

## 面接試験にも利用される

履歴書やエントリーシートは、第一次選考に使われるだけでなく、**面接試験の材料にもされる**ものだということも心しておかなければならない。したがって、面接試験で面接官の関心を引き、質疑応答がはずむような内容になるよう意識して書くことが大切だ。面接試験に備えてコピーをとっておくことも忘れないようにしよう。

## 高い論作文能力が求められる

また、履歴書やエントリーシートでは、さまざまな項目について、自分の考えをかなりの字数で書くよう求められる。高い論作文能力が必要であると同時に、論作文能力自体もテストされていることになる。

この章では、第一次選考試験に合格し、面接試験の合格にもつながるような履歴書・エントリーシートを書くためのポイントを学んでいく。

# 2 履歴書の構成と書き方①

**履歴書には正しい情報を正しい形で記入するとともに、よい印象を与えるよう心がけよう！**

## 履歴書（左半分）

「ふりがな」ならひらがなで、「フリガナ」ならカタカナで書く。

数字は算用数字で書く。

元号・西暦は、そろえておく。

裏面に「大学名」「氏名」を書いてからのりで貼る。

| 履歴書 | 平成○年○月○日現在 | |
|---|---|---|
| ふりがな たから づか はな こ | | 男・女 |
| 氏名 宝塚 花子 | | 印 |
| 生年月日 平成××年 7月 7日生（満 21 歳） | | |
| ふりがな おおさかふ とよなかし ○○がおか | 電話 | |
| 現住所 〒560-**** 大阪府豊中市○○丘1丁目2番3号 すみれマンション456号 | ****-**-****（自宅） ****-**-****（携帯） | |
| ふりがな おおさかふ とよなかし ○○がおか | メールアドレス | |
| 帰省先 〒665-**** 大阪府豊中市○○丘1丁目2番3号 | hanako@momiji.ac.jp (PC) @keitai.ne.jp（携帯） | |

写真

1-2-3のように「-」で省略しない。

自宅と携帯両方の電話番号を書いておく。

「学歴」と真ん中に書いてから学歴を書き始める。いつから書くかは大学の指導に従う。

パソコンのアドレスを優先させる。

| 年 | 月 | 学歴・職歴など |
|---|---|---|
| | | 学歴 |
| 平成○年 | 3 | 豊中市立さくら第一中学校卒業 |
| 平成○年 | 4 | 私立すみれ女学院高等学校入学 |
| 平成○年 | 3 | 私立すみれ女学院高等学校卒業 |
| 平成○年 | 4 | 紅葉女子短期大学入学 |
| 平成○年 | 3 | 紅葉女子短期大学卒業 |
| 平成○年 | 4 | 紅葉大学栄養学部栄養学科編入学 |
| 平成○年 | 3 | 紅葉大学栄養学部栄養学科卒業見込み |
| | | 職歴 |
| | | なし |
| | | 以上 |

「高等学校」を「高校」と省略しない。

学歴の最後は、現在所属している大学の「卒業見込み」となる。

左をそろえて書く。

職歴がない場合も「職歴」と真ん中に書き、左寄せで「なし」と書く。

高等学校までは、国立、私立の場合は「国立」「私立」を、公立の場合は「○○県立」「△△市立」などを学校名の前に付ける。

最後には必ず「以上」を右寄せで書く。

## 履歴書（左半分）の書き方

### ● 印鑑

- “シャチハタ”はだめで、きちんと朱肉をつけて押す三文判を使う。
- 最初に印鑑を押しておくとよい（全部書き終わってから押印で失敗するのを防ぐため）。

### ● 日付

- 元号（和暦）か西暦か指定のない場合は、学歴・職歴欄に合わせて、提出日を書く。

### ● 氏名

- 「ふりがな」→ひらがな、「フリガナ」→カタカナ で書くこと。

### ● 住所・帰省先

- 都道府県名から書き、番地、マンション名なども省略しない。
- 帰省先が現住所と同じ場合も省略せず書くほうがよい。

### ● 電話番号・Eメールアドレス

- 電話番号は自宅と携帯の両方を書いておく。
- Eメールアドレスは、パソコンのアドレスを優先的に書く。

### ● 写真

- スピード写真はだめで、写真屋さんできちんと撮ってもらう。
- のりで貼る前に、裏に、「大学名」「氏名」を忘れずに書いておく。

### ● 学歴・職歴

- 「学歴」「職歴」に分けて書き、最後に右下に「以上」と書く。
- 「学歴」は「中学卒業」か「高等学校入学」か「高等学校卒業」から書く（大学の指導に従うとよい）。
- 「高等学校」を「高校」と略さないようにする。
- 「予備校」「浪人」「留年」「中退」は書かない。
- アルバイトやインターンシップは「職歴」には含まれない。
- 「職歴」がない場合は、左寄せで「なし」と書く。

# 3 履歴書の構成と書き方②

自分の能力や人柄をアピールできるように、
できるだけ具体的に書こう！

履歴書（右半分）

文体は常体（である・だ）でも敬体（です・ます）でもどちらでもいいが、統一することが必要。

正式名称で書く。

取得年月も書く。

| | |
|---|---|
| 免許・資格 | 日本漢字能力検定２級（平成＊＊年＊月取得）<br>栄養士免許取得見込み（平成＊＊年＊月）<br>管理栄養士国家試験受験資格取得見込み（平成＊＊年＊月）<br>普通自動車免許（平成＊＊年＊月取得） |
| ゼミ・卒業論文または、得意な科目 | ①食品加工学研究室（指導教官：山本豆太郎教授）<br>②研究テーマ：オカラ（soybean card refuse）の商品化への試<br>③食物繊維に加え、大豆たんぱく質を豊富に含みながらほとんど破棄されているオカラを有効利用するために、オカラ粉末を使った食品の開発をめざしています。 |
| 課外活動・ボランティア活動など | ノートテイクのボランティア：学内の聴覚障害者をサポートするため自分が授業のない時間はできるだけノートテイクに入りました。常に最良の方法を模索し、聴覚障害者とノートテイカーで定期的に話し合ったり、個人的に外部のノートテイク養成講座に参加したりして、技術の上達に努めました。 |
| 趣味・特技 | 趣味：読書（週に１冊ペースで読みます。特に藤沢周平さんの作品が好きで、全作品を数回ずつ読んでいます）。<br>特技：バスケット歴 11 年（小学校５年生から高校まで学校のクラブでやり、大学では地元クラブに所属し、週１回小学校で高学年の子どもたちの指導もしています）。 |
| 自己ＰＲ | |
| 志望動機 | |

「卒業研究」は、①△△研究室・ゼミ（指導教官：○○教授）②研究テーマ名③研究の概要を書く。

項目だけでなく活動内容や自分の役割なども説明し、PRする。

２つくらいに絞り、いつからどれくらいやっているか、PRする。

下線部のように具体的に書くことにより、どんな経験をしてきて、どういう行動をとる人間なのかということが相手に伝わり、君のもつ能力や人柄が相手にPRできる。
また、具体的であれば、面接試験の際にも、「どんな食品を開発したの？」「ノートテイクでいちばんたいへんだったところはどこ？」「なぜ藤沢周平の作品が好きなの？」「小学生たちをどういう形で教えているの？」などと質問が出やすい。数字を入れるとさらにリアル感が増し、「本よく読むんですね」「くり返し読むわけは？」「バスケット長いこと続けてるんですね」などと話がはずむだろう。

## 履歴書（右半分）の書き方

### ● 資格・免許

- 省略せず、正式名称で書く。

　【例】×漢検 →○日本漢字能力検定　×自動車免許 →○普通自動車免許

- いつ取得したのか（年月）も示す。
- 複数ある人は、『売り』になりそうなものだけを書く（一貫性のないものをただ羅列しているとかえってマイナスになる）。
- 取得（合格）していない場合や、書けない級や得点数の場合も、努力している最中の場合は書いてもよい。

　【例】TOEIC 400 点（次回 500 点以上をめざし、現在猛勉強中）

### ● ゼミ・卒業論文

- 「卒業研究」については、「①△△研究室・ゼミ（指導教官：○○○○教授）」、「②研究テーマ名」、「③研究の概要」を書く。
- 卒業研究がまだ始まっていない場合も、指導教官に聞いて、研究予定を書く（あとで違う方向に変わってもかまわない）。
- 卒業研究の内容については、専門用語をできるだけ使わず、わかりやすい言葉で簡潔に説明することが大切である。

### ● 課外活動・ボランティア

- 項目を並べるだけでなく、活動内容も説明し、自分の役割をＰＲする。
- 固有名詞や数字を使い、リアル感を出し、インパクトを与える。

### ● 趣味・特技

- 項目をただ羅列するのではなく、２つぐらいに絞って、それぞれについて説明を加え、自己ＰＲに利用する。
- 高校時代にがんばったことをここに書いてＰＲしてもよい。
- 固有名詞や数字を入れ、印象に残る内容、面接試験のときの話題（ネタ）になるような内容にしておく。

● **「自己 PR」「志望動機」**については、p.114 ～ 117、p.124 ～ 127 参照。

# 4 エントリーシートとは何か

エントリーシートは書く量が多い。企業側の意図を理解し、必須３項目は書けるようにしよう！

## 履歴書とエントリーシートの違い

- 履歴書は大学所定、エントリーシートは会社独自のもの。
- 履歴書よりエントリーシートのほうが書く項目・量が多い。
- 履歴書は自筆で、持参か送付するが、エントリーシートはインターネットを通して提出することもある。

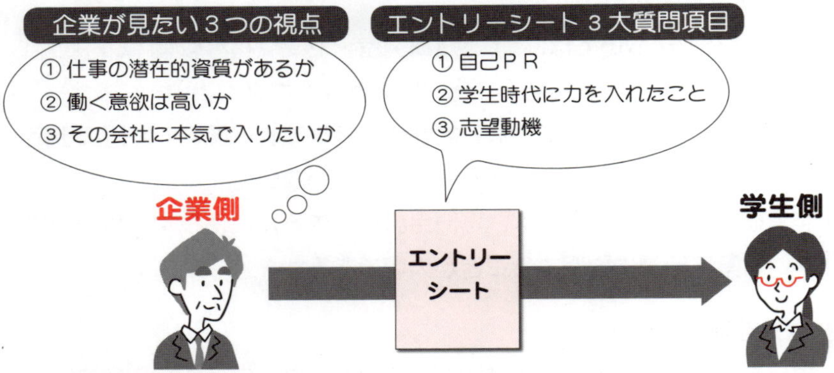

企業が見たい３つの視点
① 仕事の潜在的資質があるか
② 働く意欲は高いか
③ その会社に本気で入りたいか
エントリーシート ３大質問項目
① 自己ＰＲ
② 学生時代に力を入れたこと
③ 志望動機
企業側
エントリーシート
学生側


## エントリーシートの入手・提出方法

| 入手方法 | 提出方法 |
|---|---|
| **① 採用 WEB サイト** | 画面上で書き込み、メールで送る。 |
| **② 採用 WEB サイトからファイルをダウンロード** | 1. メールで送る。<br>2. 郵送する。<br>3. 会社説明会へ持参する。 |
| **③ メールやはがきでのエントリーのあと、企業から郵送される** | 1. 郵送する。<br>2. 会社説明会へ持参する。 |
| **④ 会社説明会で配布される** | 1. その場で提出する。<br>2. 次回の筆記試験のときに持参する。 |

## エントリーシートの必須３項目

エントリーシートは、履歴書と違って、会社ごとにフォーマットが異なるが、企業が見たい視点は同じで、次の３つである。

**① 仕事をする資質・能力が潜在的に備わっているか**
**② 働く意欲はあるか、しっかりした就職観をもっているか**
**③ 本当にこの会社に入社したいのか**

（参考）p.132 文献 1

そして、これらのことを確認するために、どの企業でも必ず聞かれる３項目が次の３つである。

**① 自己ＰＲ**
**② 学生時代に力を入れたこと**
**③ 志望動機**

## 企業は何を見るのか

『**① 自己ＰＲ**』は、自分がどういう人間か（資質や能力）、自分の「**強み**」をＰＲするものである。

『**② 学生時代に力を入れたこと**』も自己ＰＲの一種だが、経験を通じて、そこに現れた**自分の行動特性**（**コンピテンシー**）をＰＲするものだ。

この２つからは「**仕事の潜在的資質**」が判断されるのに対して、『**③ 志望動機**』では、「**働く意欲があるか**」「**この会社に本当に入りたいのか**」ということが判断される。

「働く意欲があるか」は、「しっかりした就職観をもっているか」ということにつながり、「何のために働くのか」「企業選択基準をしっかりもっているか」「しっかりとしたキャリアビジョン（将来の目標）をもっているか」という問いの形で試される。

「本当にこの会社に入りたいのか」は、その会社のことをよく知り、「自分の価値観との一致点や自分の資質・能力の生かし方がわかっているか」、さらには「この会社での自分のキャリアビジョン（○年後の自分）が描けているか」という問いの形で試される。

Sample

# エントリーシート例

20＊＊ 年 ＊ 月 ＊ 日　現在

| | | | |
|---|---|---|---|
| フリガナ | タカラ　ヅカ　　ハナ　　コ | | |
| 氏名 | 宝 塚　花 子 | | |
| 生年月日 | 19 ×× 年　7 月　7 日生（満　21　歳） | | |
| フリガナ | オオサカフ トヨナカシ 〇〇ガオカ | | |
| 現住所 | 〒 560 - ＊＊＊＊<br>大阪府豊中市〇〇丘 1 丁目 2 番 3 号　すみれマンション 456 号<br>電話番号　＊＊＊＊ー＊＊ー＊＊＊＊ | | |
| 携帯電話 | ＊＊＊＊ー＊＊＊＊ー＊＊＊＊ | E-mail | hanako@momiji. ac. jp |
| フリガナ | | | |
| 帰省中の連絡先 | ※現住所と同じ場合は記入不要 | | |

写真添付
（上半身）
4cm × 3cm

| 年 | 月 | 学歴（高校卒業より記入）・職歴 |
|---|---|---|
| | | 学歴 |
| 20＊＊年 | 3 | 私立すみれ女学院高等学校卒業 |
| 20＊＊年 | 4 | 紅葉女子短期大学入学 |
| 20＊＊年 | 3 | 紅葉女子短期大学卒業 |
| 20＊＊年 | 4 | 紅葉大学栄養学部栄養学科編入学 |
| 20＊＊年 | 3 | 紅葉大学栄養学部栄養学科卒業見込み |
| | | 職歴 |
| | | なし |
| | | 以上 |

| 研究テーマ、専攻（ゼミ・担当教授） | 資格（取得年月日） |
|---|---|
| 専攻：食品加工学<br>指導教官：山本豆太郎教授<br>研究テーマ：オカラの有効利用<br>ー商品化への試みー | 日本漢字能力検定２級（＊＊＊＊年＊月）<br>栄養士免許・管理栄養士国家試験受験<br>資格取得見込み（＊＊＊＊年＊月）<br>普通自動車免許（＊＊＊＊年＊月） |
| **クラブ・サークル活動** | **趣味・特技・スポーツ** |
| 手話サークルに所属し、聴覚障害者のノートテイクのサポートや、大学祭で手話歌の披露をしました。 | 趣味：読書（藤沢周平作品が好き）<br>特技：バスケット（現在も地元のクラブに所属、小学生を指導） |

設問が「敬体（です・ます）」ならば、敬体で書く

強調したい部分は、下線を引いたり、字を大きく書いたりするのもよい

1．あなたが学生時代に最も熱心に打ち込んだことを具体的に書いてください。

私は同じ学年の教職課程を履修している十数名の学生たちと「手話サークル」を立ち上げました。部員は部長以外すべて健常者で、最初は聴覚障害者の部長とうまくコミュニケーションがとれず、とりあえず、聴覚障害者とコミュニケーションをとるために手話を始めました。「運動部顔負け、大学一練習熱心なクラブ」とからかわれるほど練習した結果、手話は上達し、部長とも手話でかなりの程度言葉のやり取りができるようになったにもかかわらず、部長と私たちの溝は深まるばかりでした。あるとき、部員の一人がついに切れて、けんかになりました。みんな泣きながらも自分の気持ちをぶつけました。このとき、これまで『本物のコミュニケーション』がとれていなかった原因が、部長と私たちが、そして、私たちの間でも本当に腹を割って話をしていなかったことにあったということにやっと気づきました。この大げんかの結果、私たちの結束は強固たるものになりました。私は、「手話サークル」を通じて、『本物のコミュニケーション』の意味を知り、『本物の仲間たち』を得ることができました。

2．あなたが当社を志望した理由、入社後やってみたいことを教えてください。

私は、御社の、お客様だけでなく、社員、さらには、生産者に至るまで、「人を大切にする」という経営理念に非常に感動しました。
また、「食」と「健康」に興味をもち、栄養学部で学んできた私にとって、「惣菜」という『中食』を中心に食材にこだわり、自社ファクトリーをもち、生産から販売までの各工程で、環境や食育にまで目を向け、さまざまな取り組みをなさっていることもすばらしいと思いました。
私は、食品加工の研究室で、「オカラ」という食材の成分分析や、「オカラ」を使っての商品開発の工程は経験しましたが、その他の食材や、他の工程はまったく経験したことがありません。御社で、さまざまな惣菜ができるまでの、できれば全工程を経験し、生産から販売まで、とことん「食」にかかわっていきたい、そして、生産者から消費者まで、とことん「人」ともかかわっていきたいと思っ

職業観やキャリアビジョンについて聞かれることも多いので、しっかり「自己分析」しておこう！

3．あなたの職業人としての将来の夢を書いてください。

私の夢は、「食」を通じて、一人でも多くの人の人生を豊かにし、それによって自分自身の人生をも豊かなものにしていくことです。人が生きていくうえで絶対に欠かせない「食」によって、子どもたちが心身ともに豊かに育ち、大人も安心して健康な生活を送ることができます。特に、『中食』は、お客様が料理をせずにそのまま食べる物、そして、そのまま食べられる物。お客様が安心して召し上がり、幸せな気持ちになれるような「食」を提供したい。また、自分でつくることが困難なお客様の助けになるような「食」を提供したい。そして、いつか、高齢者や障害者など、買い物に来られない方々にもおいしいお惣菜やお弁当を届けて差し上げたい、というのが私の夢です。

# 5 まずは自己分析から

自分の「強み」が生かせ、「興味」「価値観」に合う会社で働くためにしっかり自己分析しよう！

## 自己分析から企業分析へ

**Ⅰ．自己分析**

① 自己ＰＲ

② 学生時代に力を入れたこと

→

**Ⅱ．企業分析**

③ 志望動機

## 自己分析のしかた

### 強み　自分は何ができるか

- 今の自分だけでなく、過去に遡《さかのぼ》って自分を分析する（今の自分の「強み」はいつ、どのようにして生まれたのか）。
- 「他己分析」してもらう（理由：① 気づかなかった「強み」を発見する／② 自分の「強み」を確認（確信）する／③「強み」を証明するエピソードを得る）。
- 集団の中での自分の役割についても考えてみる。

### 興味　自分は何がやりたいのか

- 自分が今、興味・関心をもっていること、過去に興味・関心をもっていたことについて分析する。
- ① 個人的なもの、② 学問的なもの、③ 仕事につながるもの（「職業観」）に分けて挙げ、共通点を見つける。

### 価値観　自分は何を大切にしたいのか

- 日ごろ大切にしていること、小さいころから大切にしてきたことなどを挙げ、どういうことを大切にする人間なのか分析する。
- 自分にとって「働く」ことはどういうことか、何のために働くのか、働くにあたり何を大切にしたいか（「就職観」「仕事観」）についても考える。

## 「自己分析」の目的と役割

就職活動は、「**自己分析**」から始まり、「自己分析」で決まる。「自己分析」ができていなければ、エントリーシートが書けないからである。

「自己分析」とは、

> **1．自分はどんな性格・能力をもつのか……「強み」**（資質・能力）
> **2．自分はどんなことに興味があるのか……「興味」**
> **3．自分は何を大切にして生きているのか……「価値観」**

ということを分析し、

> **1．自分は何ができるか ←「強み」**
> **2．自分は何がやりたいのか ←「興味」**
> **3．自分は何を大切にしたいのか ←「価値観」**

を明らかにすることである。「自己分析」によって自分の「強み」「興味」「価値観」がわかって初めて、これらを『自己ＰＲ』や『学生時代に力を入れたこと』の中でＰＲでき、さらに「企業分析」をして自分の「強み」「興味」「価値観」とマッチした会社を見つけ出し、それを『志望動機』として書ける。「強み」「興味」「価値観」は、長い経験で培《つちか》われるので、過去に遡《さかのぼ》って見つめ直す必要がある（p.113「ふり返りシート」参照）。

## 「自己分析」のポイント

「強み」を「他己分析」してもらうのも有効だ。自分では気づかない「強み」を見つけてもらえたり、それをアピールするための具体的エピソードを挙げてもらえたりするからである。また、集団で行動する場合の自分の位置づけ（役割）を考えると、「強み」が見えてくることもある。

「興味」からは「**職業観**」（業種・職種への関心）が見えてくる。たとえば、「料理」という「興味」からは「食に関する業種」や「物をつくる職種」が浮かぶ。また、「人のために何かしたい」という「価値観」からは、「何を大切にして働くか」といった「**仕事観**」が見えてくる。

Tool

# 「強み」を表すキーワード

ここに挙げたもののほかにもいろいろあるので、本やインターネットなどで調べて、ぴったりの「自分を象徴する（PRする）キーワード」を見つけよう。

◆ この中で、自分にあてはまるものをチェックしてみよう。

□責任感
□几帳面（まじめ）
□努力家
□誠実さ（素直さ）
□協調性
□柔軟性（バランス感覚）
□状況把握力
□適応力
□問題発見力
□問題解決力
□問題探究力
□課題達成力
□切り替え（ストレスコントロール力）
□粘り強さ（持続力、忍耐力、継続性、根性、精神力、こだわり）
□集中力
□論理的思考力
□前向き（ポジティブ、プラス思考）
□向上心
□積極性（やる気、意欲的）
□度胸
□行動力（実行力）
□チャレンジ精神
□バイタリティー
□体力
□決断力
□冷静さ（判断力）
□面倒見がいい
□リーダーシップ・メンバーシップ
□社交性
□思いやり（気配り、サービス精神）
□傾聴力
□好奇心
□創造力
□感性
□表現力
□分析力
□計画性
□企画力
□規律性
□論理性
□コミュニケーション能力
□明朗活発（明るい、元気）

Tool

# 自己分析用「ふり返りシート」

<table>
<tr><th></th><th>場面</th><th>経験</th><th>強み</th><th>興味</th><th>価値観</th></tr>
<tr><td rowspan="5">大学生</td><td>授業<br>学外実習<br>研究室</td><td>研究室の毎日のラットの世話をメンバーで分担してやり遂げた</td><td>責任感<br>気配り<br>計画性</td><td rowspan="5">健康を考えた料理づくり<br>映画鑑賞（特にドキュメンタリー）<br>音楽鑑賞（特に、ネオフォーク）<br>読書（特に、ノンフィクションもの）<br>（職業）<br>病院栄養士<br>↓<br>福祉施設の栄養士</td><td rowspan="5">コミュニケーション・あいさつ<br>人のために自分のできることをすること<br>失敗を恐れず挑戦すること<br>プロ意識</td></tr>
<tr><td>サークル・クラブ活動</td><td>ボランティアサークルに入り、地元の福祉施設での手伝いなどをした</td><td>気配り<br>責任感<br>明朗活発</td></tr>
<tr><td>ボランティア・インターンシップ</td><td></td><td></td></tr>
<tr><td>アルバイト</td><td>授業のない土日に近くのスーパーのレジ打ちを４年間続け、お客さんから「あいさつ」と「笑顔」をほめられた</td><td>明朗活発<br>気配り<br>責任感</td></tr>
<tr><td>資格・留学その他</td><td>漢検２級に高校のときから３回目でやっと合格した</td><td>粘り強さ</td></tr>
<tr><td colspan="2">高校生</td><td>・高校２年生のとき、女子ハンドボール部の部長になり、大阪府ベスト８になった<br>・クラブを引退し、受験勉強のストレス解消に家族の夕食をつくるようになった</td><td>統率力<br>計画性<br>気配り<br>責任感<br>探究心</td><td>料理全般<br>読書<br>（職業）<br>栄養士</td><td>集団のなかでの自分の役割を考えながら行動すること</td></tr>
<tr><td colspan="2">中学生</td><td>・バスケットボール部に入部したが、先輩にいじめられてすぐに退部した<br>・中２の1000ｍ走でクラスで１番になり、クラス対抗の駅伝のアンカーに選ばれた<br>・中２の文化祭で友だち６人で劇をし、脚本探しから舞台づくりまで初挑戦した</td><td>粘り強さ<br>責任感<br>チャレンジ精神<br>責任感</td><td>お菓子づくり<br>読書<br>ギター<br>（職業）<br>ケーキ屋さん</td><td></td></tr>
<tr><td colspan="2">小学生以前</td><td>・３歳まで祖父母に育てられた<br>・６年生でやっと25ｍ泳げるようになり、臨海学校の遠泳のメンバーに選ばれたが、琵琶湖で溺れた</td><td>明朗活発<br>粘り強さ</td><td>（職業）<br>幼稚園の先生</td><td></td></tr>
</table>

# 6 「自己PR」の書き方

まず最初に結論（主張）を述べたあと、根拠を挙げ、最後に仕事につなげて抱負を述べよう！

## 「自己ＰＲ」の組み立て方

**Ⅰ 主張**

私の強みは【キーワード】です

結論（主張）を最初に述べる。

**Ⅱ 根拠**

① その強みが生まれたきっかけ

② 学生時代のエピソード【具体的事例】

主張を支える根拠（具体的事例・エピソード）を挙げる。

**Ⅲ 抱負**

今後、【強み】を仕事に生かしていきたい

今後この強みを仕事にどう生かしていくか、抱負を述べる。

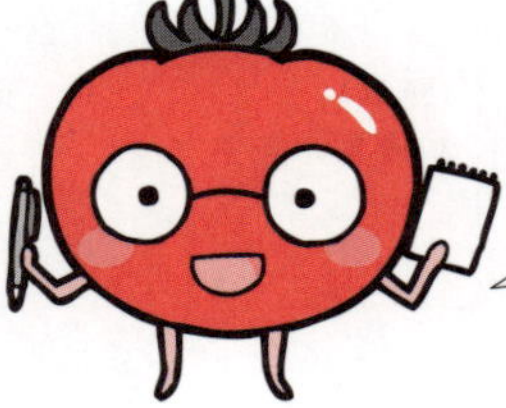

君のことをまったく知らない相手に自分のよさを伝えるには、具体的事例を挙げることで君のイメージを鮮明にすることが大切だよ！

### 自己ＰＲのポイント

エントリーシートでも面接試験でもまず聞かれるのが「自己ＰＲ」だ。「自己ＰＲ」を求める設問には、「自己ＰＲをしてください」というものだけでなく、「あなたの強みは？」「あなたが誰にも負けないものは？」「あなたの長所は？」など、さまざまなバリエーションがある。答え方のポイントは同じなので、しっかり押さえておこう。

### 最初に結論を述べる

エントリーシートの回答のしかたの基本は、**最初に結論（主張）を述べる**ということだ。自己ＰＲの場合は、「私の強みは○○です」「私は○○は誰にも負けません」と、ＰＲしたい「強み」を１つ最初に主張する。

### とっておきのエピソードを根拠に

そして大切なのは、そう主張する「根拠」を挙げる部分である。**いかに自分の「強み」が本物かを相手に納得させる、とっておきのエピソード（具体的事例）を選《よ》りすぐって「根拠」として挙げる**のだ。ここでは、学生時代の経験を挙げなければならないということに注意しよう。しばしば大学以前のエピソードを挙げる人がいるが、「大学時代はどうだったの？」ということになってしまう。学生時代にこの「強み」を納得させられるようなエピソードがあまりなく、大学以前にある場合には、この「強み」が育まれたきっかけとして大学以前のエピソードを出してＰＲすることは可能だ。

### 採用しようと思ってもらえる結びに

エントリーシートは最後の結び方も重要だ。何のために自己ＰＲをするのか、立ち戻って考えよう。「こういう人を採用しよう」と採用側に思わせるために自己ＰＲしているわけである。最後は、**自分の「強み」が仕事に生かせる可能性**を挙げ、「やる気（意欲）」を印象づけよう。

Sample

# 「自己PR」例①

## 「粘り強さ」という強みをＰＲする例

主張

根拠

仕事へ

高校時代にしていたことをついでにＰＲしている。

キーワード

きっかけ

エピソード

意欲

私の強みは「粘り強さ」です。

私は高校に入学して、テニス部に入部しましたが、私以外の部員はみんなテニス経験者で、私だけが初心者でした。中学生のときは文化部に所属していた私にとって、練習についていくのは本当にたいへんでした。先輩からも私だけがよく怒られ、初めて「悔しい」という気持ちが自分のなかに湧き上がってくるのを感じました。それ以来、練習は一日も休まず、家でも筋トレや素振りなどをして、部活動以外でも練習しました。するとひと月ぐらいしてから、先輩や同級生から「うまくなってきたね」と声を掛けてもらえるようになりました。粘り強く努力することで、技術が上達するだけでなく、周りの人たちに認めてもらえるようになり、喜びを感じ、さらにがんばろうという気持ちになりました。

大学生になってからも、この「粘り強さ」は卒業研究のためのマウスの世話に生かされています。毎日のマウスの世話には多くの時間と体力が必要とされ、想像以上にたいへんでした。大学生活と研究を両立させることは最初は不可能にまで思えましたが、研究室の仲間と支え合いながら、持ち前の「粘り強さ」でがんばっています。手を抜けば研究ができなくなってしまうので、やって当然で、誰もほめてはくれませんが、研究をやり遂げてみせるという「責任感」が私を支えてくれています。

社会に出るともっと厳しい仕事が待っていると思いますが、この「粘り強さ」とマウスに教えてもらった「責任感」でひとつひとつの仕事を最後まで粘り強くやり遂げていく所存です。

Sample

# 「自己PR」例②

## 「笑顔」という強みをPRする例

主張

私が大切にしていることは「笑顔」です。

キーワード

根拠

私は大学１年生からコンビニエンスストアでアルバイトをしています。アルバイトを始めたころは、余裕がなく、緊張していて声を出すだけで精一杯で笑顔どころではありませんでした。そのときはお客さんも無表情で、あまり反応がありませんでした。けれども、だんだん仕事にも慣れてきて、こちらが笑顔で接客ができるようになると、お客さんのほうも笑顔で「ありがとう」と言ってくれたり、話をしてくれたりするように変わってくるのを身をもって感じました。そして、お客さんが笑顔を返してくれると、私ももっとがんばろうという気持ちになり、仕事に対するやりがいを感じるようにもなってきました。私はこの経験から、「笑顔」は人から人へと伝染し、物事をよい方向へ導いてくれる魔法の力をもつかけがえのないものだと思うようになりました。

エピソード

私と「笑顔」との出会いは保育園のころにまで遡ります。保育園に通っていたとき、保育園の先生から「○○ちゃんはいつも笑顔だね」と初めて笑顔をほめてもらい、小学校のときにも先生から「笑顔がいいね」と言ってもらい、私は物心ついたころから周囲の人たちに笑顔をほめてもらっていた記憶があります。したがって、私の笑顔は決して努力して得たものではなく、両親や兄弟、祖父母、そして、友だち、先生など、今までかかわってきたすべての人たちのおかげで育まれてきたのだと思います。

きっかけ

仕事へ

このような笑顔を、これから社会に出てからも大切にし、どんなに困難なときにも「笑顔」を忘れず、自ら「笑顔」を発信し続けて、「笑顔」の力を借りながら物事をよい方向へと導いてがんばっていきたいと思います。

意欲

# 7 「学生時代に力を入れたこと」の書き方

採用者は、「学生時代に力を入れたこと」で、
君のコンピテンシーを見ている！

## 「学生時代に力を入れたこと」の組み立て方

**I 主張**

私が学生時代に力を入れたこと（経験）は【キーワード】です

経験の概要

結論（主張）を最初に述べる。

**II 根拠**

①そこでの困難（目標）

②それをどう乗り越えた（達成した）か

③そこから学んだこと・得たもの

主張を支える根拠（それが学生時代最も力を入れたことであるという理由）を挙げる。

**III 抱負**

今後、【この経験（から学んだこと）】を仕事に生かしていきたい

今後この経験を仕事にどう生かしていくか、抱負を述べる。

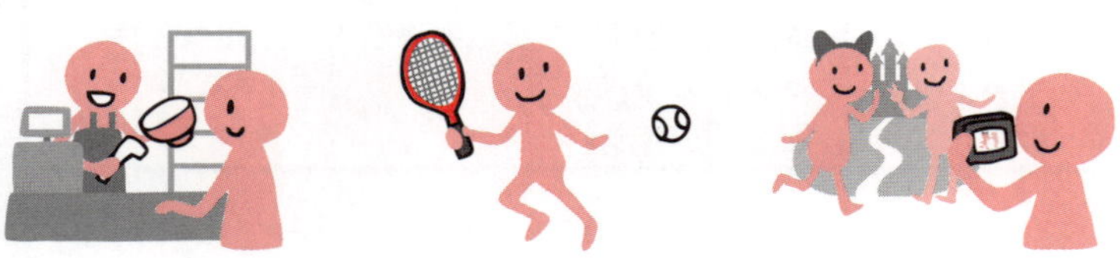

### 自分のコンピテンシーを示そう

「学生時代に力を入れたこと」も、広い意味では「自己ＰＲ」のひとつであり、君たちの「資質・能力」（「強み」）を示すためのものだ。

何かをがんばったことのある人は、「目標追求力」「向上心」「発想力」「判断力」「集中力」「計画性」などの**コンピテンシー**（**潜在的職務遂行能力**）が高いと判断される。そして、コンピテンシーの高い人は、社会で仕事をする能力も高いと見なされる。企業の採用担当者は、「学生時代に力を入れたこと」からコンピテンシーの高さを見て、採用を決めようとするので、自分のコンピテンシーをしっかりと示すことが大切だ。

### 「自己ＰＲ」と同じ流れで

「学生時代に力を入れたこと」を述べるときも、まずは「私が学生時代に力を入れたことは○○です」という「**結論**（**主張**）」から始める。また、最初にその経験の概要を簡潔に紹介しておくことも大切だ。

自己ＰＲの場合と同様、次の「**根拠**」が最も大切な部分だ。その経験の中で、どういう困難に出会い（どういう目標を立て）、その困難を克服（その目標を達成）するためにどういう工夫や努力をしたのか、さらには、そこから学んだこと・得たものは何かをしっかりと述べる。

ここで注意しなければならないことは、**学んだことや得たものが経験のどういうところからくるものなのか**を明確にすることである。また、学んだことや得たものは、知識や技術的なものより、社会人として必要とされる「資質・能力」（コンピテンシー）につながるものを挙げるようにしよう。たとえば、「調理補助のアルバイト」という経験から学んだこととして「調理技術の向上」ということを挙げてもよいが、これだけではだめで、むしろ、「他人との協力の大切さ」「責任感」といった、調理の仕事だけでなく、他の仕事でも必要とされるような学び（資質・能力）を書くようにしよう。

そして最後は、「この経験から得た学びを社会人になっても生かし、さらに伸ばしていきたい」という「**抱負**」で結び、「意欲」を示そう。

# Sample 「学生時代に力を入れたこと」例①

## アルバイトでがんばったことをＰＲする例

主張

私が学生時代、学業以外でいちばんがんばったのは、「アルバイト」です。

私は大学１年生の夏から現在に至るまで、飲食店でホールのアルバイトをしており、そこでの主な仕事は接客です。

根拠

私は仕事をするにあたって、お客様に素敵な店員だと思ってもらえるよう笑顔で接することと、人前に立つからにはまちがった日本語を使わないことを心がけています。

どんなに忙しくてたいへんなときでも笑顔を忘れず、接客用語の使い方をインターネットなどで調べ、同時に、自分が素敵だと思う先輩と自分はどこが違うのかを考えながら、先輩のいいところは真似し、お客様だけでなく、私を育ててくれた先輩や社員さんにも認めてもらえるように努力しています。また、後輩には、私自身が新人のときに仕事でわからなかったこと、悩んだこと、不安に思ったことなどと同じことで悩まなくてすむように、できるだけわかりやすく教える工夫をしています。

そして、その努力が実を結び、接客のしかたが評価され、接客部門ＭＶＰ賞を受賞することができました。これは、お客様だけでなく従業員も合わせての評価でしたのでたいへんうれしいことでした。人にほめられるために働いているわけではありませんが、人知れず努力してがんばっていることを見てくれている人は必ずいるんだ、ということを知って、たいへんありがたく思い、これからも努力を続ける元気が湧いてきました。また、お金を支払う側のお客様から「ありがとう」と感謝してもらえることに私は新鮮な感動を覚え、自分自身も声に出して人に感謝できる人になろうと思うようになりました。

仕事へ

これから社会人になるにあたって、このアルバイトを通じて学んだ「努力を続けること」と「感謝の気持ちを忘れないこと」を大切にしていきたいと思います。

キーワード
経験の概要
目標
工夫
学んだこと
意欲

## Sample「学生時代に力を入れたこと」例②

### 実習でがんばったことをＰＲする例

主張

キーワード

私が学生時代に最もがんばったのは「保健所実習」です。

経験の概要

大学３年生の夏休みに１週間保健所に実習に行き、私は割り当てで６名の実習班の班長を務めることになりました。

根拠

困難

課題として、リーフレットの作成がありました。先頭に立ってみなを引っ張っていくということがあまり得意ではない私は、班員の半分が他の大学の人である班の中で、うまく話し合いを進めることができず、ほとんど意見も出ないまま１日目の話し合いが終わってしまいました。

工夫

このままではリーフレットが完成しないと思い、人一倍課題についての調べものや勉強をし、次の日の話し合いのときには、他の人が意見を言いやすいよう、自分から先に意見を言うようにしました。すると、他の班員も意見を言うようになり、最終的にはみなで協力し合い、リーフレットを完成させることができました。

学んだこと

今までは自分の意見がまちがっていたらどうしようという不安で、思っていることがほとんど言えない私でしたが、たとえまちがった意見でも言うことにより、次の意見も生まれ、いろいろな意見が出て、いいアイデアも生まれるということを学び、以前より積極的に意見が言えるようになりました。また、班長を経験させてもらったことにより、班全体の中で自分はどうあるべきか、ということを考えることの大切さと難しさを学ぶこともできました。

仕事へ

意欲

社会に出てからも自分の立ち位置を考えながら行動し、みなと協力し合って１つの仕事をなしとげていきたいと思います。

# 8 自己分析の次は企業分析を

自分の「強み」が生かせ、「興味」「価値観」と合致する企業・職種・業種を見つけよう！

## 企業分析のしかた

情報収集 → 業界研究 → 職種研究 → 会社研究 → 会社選び

**業界研究**
① どんなお客様に〔サービスの対象〕
② どのようなサービス（知識・技術・商品）を提供するのか〔サービスの内容〕

**職種研究**
○ どのような仕事をするのか〔仕事の内容〕

**会社研究**

会社選択基準

同業他社比較が大切！

① 企業の経営理念・哲学・ビジョン・将来性
② 社風・社員の雰囲気
③ 事業内容
④ 商品・店舗・サービス
⑤ 待遇（給与・福利厚生・教育研修制度・勤務地など）

## 情報をどこで集めるか

| | | |
|---|---|---|
| ◆ 就職情報サイト | → | 業界研究・職種研究・会社研究 |
| ◆ 企業のホームページ・会社案内 | → | 会社研究 |
| ◆ 合同企業説明会 | → | 業界研究・職種研究・会社研究 |
| ◆ 企業（会社）説明会 | → | 会社研究 |
| ◆ インターンシップ・工場見学 | → | 会社研究 |
| ◆ 商品・店舗・サービス | → | 会社研究 |
| ◆ 就職課にある過去の就職実績・求人資料など | → | 業界研究・職種研究・会社研究 |
| ◆ ＯＢ・ＯＧ訪問 | → | 業界研究・職種研究・会社研究 |
| ◆ 新聞・雑誌・書籍 | → | 業界研究・職種研究・会社研究 |

## 企業研究をして就職先を絞り込む

「どこに就職したいですか」と聞かれて、「栄養士（管理栄養士）として働けるところ」と答えて安心している人はいないだろうか。確かに、栄養士（管理栄養士）の資格にこだわらないで就職する場合よりは就職先の範囲はかなり狭められる。しかしながら、栄養士（管理栄養士）職採用の業種は意外と多い。病院・福祉施設、給食業界以外にも、食品業界、外食サービスや、最近はドラッグストアや製薬業界や大手のスポーツジムなどでも栄養士職を募集している。「自己分析」が終わったら、「**企業分析**」をして、就職先を絞り込んでいこう。

## 業界・職種を研究する

「栄養士（管理栄養士）として働きたい」だけでは就職活動は前に進まない。この資格を、どういう職場で、どのような形で生かしたいのかまでイメージできて初めて、就職先が絞れてくる。そのためには、「**業界研究**」と「**職種研究**」が必要になる。

資格が生かせる職場にはどういうところがあるのかを知るいちばん効率的な方法は、**先輩の就職先**を参考にすることである。先輩の就職先のデータがある就職課に足を運び、就職先の業種や職種を調べてみよう。

## 会社を研究する

業種や職種が絞れたら、次は、同じ業界の中でどの会社を選ぶのか、「**会社研究**」をすることになる。それには「**同業他社比較**」が必要だ。他と比較することにより、その会社のこともよく見えてくる。その際には、左ページ（p.122）に示した**5つの「会社選択基準**」に基づいて、自分の価値観・興味と照らし合わせながら会社を見ていくと、自分に合った会社、自分の就職したい会社が見つけやすくなるだろう。

業界・職種・会社研究をし、会社選びをするための情報を得る方法も左ページに紹介した。できるだけ多くの方法で情報を集め、しっかり研究したうえで会社を選び、「志望動機」もしっかり書けるようにしよう。

# 9 「志望動機」の書き方

なぜその会社を選んだか、その会社で自分は何ができるか、をしっかり述べよう！

## 「志望動機」の組み立て方

**Ⅰ 選択理由A**

その業種・職種に感じている魅力（興味）

魅力を感じたきっかけ

まず、その業種・職種を選択した理由を述べる。

**Ⅱ 選択理由B**

その会社に感じている魅力（興味）（価値観）

次にその会社を選択した理由を述べる。

**Ⅲ 抱負**

① 自分をその会社でどう生かしていけるか（強み）

② 自分はその会社で何がやりたいか（意欲）

自分をこの会社でどう生かしていくか、抱負を述べる。

## 会社を選ぶ３つの観点

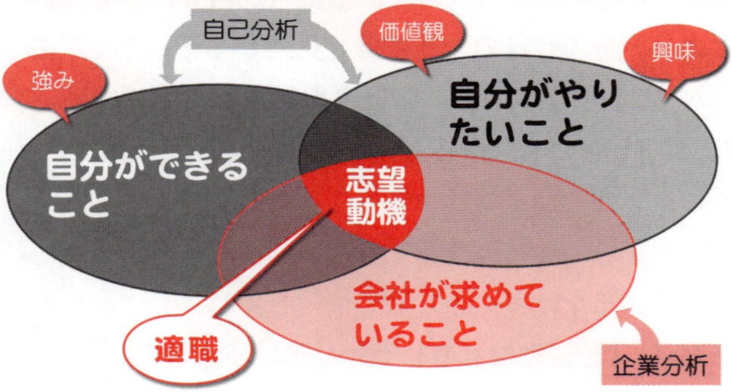
自己分析
価値観
興味
強み
自分がやりたいこと
自分ができること
志望動機
会社が求めていること
適職
企業分析

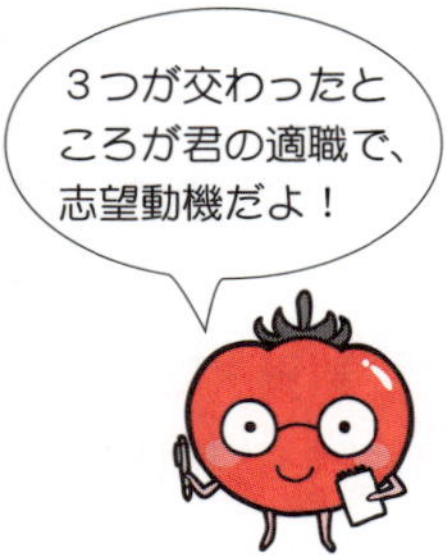
３つが交わったところが君の適職で、志望動機だよ！

（参考）p.132 文献１

## 「会社選び」と「志望動機」は３つの観点から

会社を選ぶときには、「**自分がやりたいこと（興味・価値観）**」と「**自分ができること（強み）**」と「**会社が求めていること**」という３つの観点が重要になる。この３つを満たしている仕事が君にとっての「適職」となり、そういう会社を選ぶことが大切だ。「志望動機」では、この３つがすべて満たされているということをきちんと示すことが必要となる。

## まずは業種・職種に対する「興味」から

「志望動機」の組み立て方は、まずは、**その業種・職種を志望する理由**を、その業種・職種のどういうところに「興味」をもったのか、「興味」をもつことになったきっかけも交えながら述べることから始める。

## 次に、その会社でなければならない理由

次に、**同じ業界の複数の会社の中からその会社を選んだ理由**を述べる。ここが最も大切なところだ。「うちじゃなくても他の会社でもその仕事はできますよ！」と言われたらおしまいだ。「御社じゃなくちゃダメなんです！」ということをきちんと伝える必要がある。「会社研究」のところで紹介した５つの「会社選択基準」（p.122 参照）を参考にし、どういうところが自分の「興味」「価値観」と一致したのかを、できるかぎり具体的な根拠を挙げながら明確に示そう。

## 最後に、その会社で自分は何ができるか

さらに、今度は企業側が自分を採用するメリットを説得できなくてはならない。そのためには、「**私にはこういう『強み』があり、これが御社のこういうところに生かせます！**」ということを具体的にＰＲする。

それに加え、「**この『強み』を生かして、入社後はこういう仕事をやりたい**」と具体的なビジョンを示すことで、入社後のキャリアビジョン（将来の目標）と「この会社でずっと働き続けたい」という強い意思・意欲（「就職観」）をしっかりもっていることを伝えることが大切だ。

Sample

# 「志望動機」例①

## 給食会社への志望動機の例

［業種・職種の選択理由］［興味のきっかけ］

私は小学校のころ、給食が大好きで、おいしい給食をあんなにたくさんつくれる「給食のおばちゃん」を尊敬していました。もちろん家で家族で食事をするのも好きですが、友だちや家族と一緒に、食堂やレストランのような多くの人がいる場所で食事をすると、食事を通じて見知らぬ人たちが同じ空間にいることの不思議と幸せを感じ、食堂やレストランという場所自体が大好きになっていました。

［会社の選択理由］［業種・職種への興味］

強み

ずっと食に興味のあった私は、大学では栄養学を専攻しました。栄養学部で学ぶさまざまなことの中でも「大量調理」に特に関心をもち、小学校の給食センターでの臨地実習を体験したときに、「やっぱり私は『給食のお姉さん』になりたい」という気持ちを強くしました。食堂やレストランは、人々が食事を通じて楽しいひと時を過ごせる幸せな空間であってほしいと思っています。

興味　価値観

［その会社でなければならない理由］

というわけで、私のイメージしている職場は、学校や企業といった学校給食や産業給食の場です。御社は、他の給食会社同様、病院・社会福祉施設だけでなく、学校・企業での給食サービスを行っており、また、病院・福祉施設・学校・企業の給食にとどまらず、会議・研究施設、保養所・スポーツ競技大会・イベントなどの運営についても、食を中心にサポートしているところにも非常に魅力を感じます。

［仕事へ］［意欲］

私も、御社の一員となり、調理の腕をより磨き、喫食者の方々においしい食事を提供することで、幸せな空間と時間を提供できるようになりたいと思います。絶えず喫食者の声を聞き、改善を重ね、いつか自分がメニューをつくれる日が来たときには、そのメニューを楽しみに食堂に来てくれる人ができるよう、日々研鑽を重ねたいと思います。

Sample

# 「志望動機」例②

## パンの製造・販売会社への志望動機の例

業種・職種の選択理由

興味のきっかけ

私は小さいころからパンが大好きです。両親が共働きだったため幼少のころから外食が多かったせいか、小学校高学年ぐらいから家でつくられたもの以外は食欲が湧かなくなってしまいましたが、パンだけは別でした。私はパンの匂いが特別好きで、匂いを嗅ぐだけで幸せな気分になり、食欲が増してきます。

強み

会社の選択理由

業界・職種への興味

大学で栄養学を専攻し、食を通じて健康と幸せを学んできて私は、幸せとはやはりおいしいものを食べることだと確信しました。私にとってこの「おいしいもの」とはまさしく「パン」。私は将来、自分のつくったパンで私と同じように多くの人を幸せにしたいと思うようになりました。そのためには粉からパンを仕込み、高い技術でお客様を満足させている御社に入社し、一から製造を学んでいきたいと思います。

興味

価値観

その会社でなければならない理由

御社の、粉から地道かつていねいに、お客様とパンのために妥協せずパンをつくり上げていく姿に、組織のこだわり、芯の強さと誠実さ、優しさと思いやりを感じました。また、御社は大手企業でありながら、お店に入るとまるで町のパン屋さんのようで、製造する人、販売する人、お客様がたいへん近い関係にある温かい雰囲気があり、私もそんな雰囲気の中で働きたいと強く思います。

仕事へ

意欲

私は御社の製造現場で、自分自身が大学で学んだ衛生管理の知識が実際にどのように必要なのかを確かめたいと思います。また、いつかは栄養学の知識も生かし、より健康になれるようなパンをつくるのが夢です。製造は体力勝負だと思いますが、中学高校時代陸上部で、大学時代は毎日のマウスの世話と実験研究で養った忍耐力と体力で、一人前のパン職人になれるまで決してあきらめず日々努力を続けたいと思います。

強み

# 10 履歴書・エントリーシートのマナー

書類選考では、内容以外に、書くときや送るときのマナーも重視されるので注意しよう！

**書くとき**

- 履歴書は、大学指定のものを使う。
- 黒のボールペン（万年筆に近い筆致のもの）か万年筆で書く。
- 書きまちがえた場合は修正テープなどを使わず、あらためて書き直す。
- 記述欄はできるだけ埋める（はみ出してもいけない）。
- １枚完成させたらコピーをとっておく。

**送るとき**

- 提出期限を厳守し、できるだけ早く提出する。
- 期日直前に提出する場合は、速達にする。

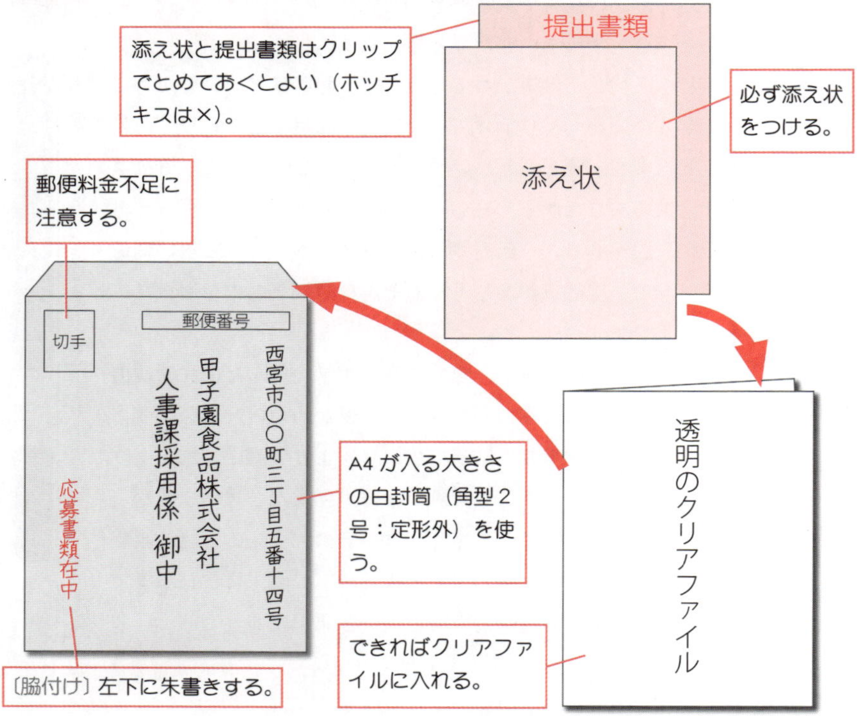

添え状と提出書類はクリップでとめておくとよい（ホッチキスは×）。
提出書類
添え状
必ず添え状をつける。
郵便料金不足に注意する。
切手
郵便番号
西宮市〇〇町三丁目五番十四号
甲子園食品株式会社
人事課採用係　御中
応募書類在中
A4 が入る大きさの白封筒（角型２号：定形外）を使う。
透明のクリアファイル
できればクリアファイルに入れる。
〔脇付け〕左下に朱書きする。

## 書くときのマナー

履歴書は、市販のものは「職歴欄」が大きく、「自己ＰＲ」や「志望動機」欄が小さいので、**大学所定のものを使う**ようにしよう。

履歴書・エントリーシートを書くときには、**誤字脱字に注意し、はっきりした読みやすいていねいな字で書く**ことが大切だ。万年筆か、万年筆に近い筆致のボールペンを使おう。細くて筆圧が弱い（薄い）字は読みにくいので、ある程度の太さで力強く書くようにすることが大切だ。履歴書・エントリーシート用に、書きやすくて読みやすい筆記用具（ペン）を選ぼう。

ペンで用紙にすぐに書き始めず、まずは、鉛筆で下書きし、字の大きさやバランスをチェックし、履歴書の右側やエントリーシートの**記述欄はきちんと埋めつくす**ように書こう。ただし、欄外にはみ出してはいけない。また、書きまちがえた場合は、修正テープなどを使わず、あらためて書き直さなければならない。

就職活動が始まると何枚も履歴書を書くことになるので、１枚完成させたらコピーをとっておき、次から、共通の部分は写せばよいようにしておこう。

## 送るときのマナー

社会では時間厳守だ。提出期限ぎりぎりではなく、**できるだけ余裕をもって提出しよう**。期日直前に出す場合は、速達（簡易書留《かんいかきとめ》）にして提出するようにしよう。

書類を送る場合、『**添え状（送付状）**』を添えたほうがいい（p.130 ～ 131「添え状の構成と書き方」参照）。書類は、相手から折って送付するよう指示がない限り、**折らずに送り**、さらに、**透明のクリアファイルに入れて送る**とよりよいだろう。

封筒は、白封筒を用い、縦書きで書き、切手の下の部分に、「提出書類在中」「履歴書在中」などと朱書き（赤いペン）で『**脇付け**』を書くことも忘れないようにしよう。

# 11 添え状の構成と書き方

履歴書・エントリーシートを送るときは『添え状』を付けよう！

**送付先（受取人名）**
左寄せで、正式名称を書く（手紙・メールの宛名と同じ）。

**送付日**
右寄せで、提出書類と同じ日を記入する。

【左寄せ】
受取人名
拝啓

【中央寄せ（センタリング）】
件名、記

【右寄せ】
送付日
差出人名
敬具
以上

平成○○年△△月△△日

甲子園食品株式会社
人事部採用係御中

**差出人名**
右寄せで、大学名・氏名を書く。

○○大学
宝塚 花子

**件名**
真ん中に書く。

提出書類の送付について

前文
①拝啓　②陽春の候、③貴社ますますご盛栄のこととお喜び申し上げます。
④私は、○○大学△△学部３年生の宝塚花子と申します。現在、惣菜を扱っている食品会社を中心に就職活動をしております。

主文
⑤御社のホームページで求人情報を拝見し、早速応募させていただきたく、⑥ご指示のありました下記の書類をご送付いたします。

末文
⑦何とぞよろしくご検討のほど、お願い申し上げます。

⑧敬具

**結語**
忘れずに！

(a) 記

(b)
同封書類　1　履歴書
　　　　　2　卒業見込み証明書

(c)
以上

**記書き**
(a) 真ん中に「記」と書く。
(b) 同封資料の名前を書く（複数ある場合は箇条書き）。
(c) 右寄せで「以上」と書く。

## 「添え状」とは

履歴書やエントリーシート、成績証明書などの提出書類を郵送で送る場合には、折らずに、できればクリアファイルに挟《はさ》んで封筒に入れ、さらに、『**添え状（送付状）**』とよばれる手紙を添えて送る。

『添え状』は、横書きで、ワープロで作成するのが一般的だ。手紙やメールと同様、本文は、「前文」「主文」「末文」の３部構成である。横書き、ワープロ書きである点はメールと同じだが、メールと異なり、前文には「頭語」「時候のあいさつ」「安否のあいさつ」を、末文には「結語」をきちんと書く。

『添え状』は、ワープロで１つモデルをつくっておくと、送付先、日付などだけ書き直せば、使い回しが利くので便利だ。

## 「添え状」の構成

まずは、**送付年月日**を右寄せで書き、次の行に、**受取人名**を左寄せ、その次の行に、**差出人名**を右寄せで書く。

次に、真ん中に**件名**（タイトル）を書き、本文に入る。本文の構成は次のようになる。

**前文**：①頭語　②時候のあいさつ　③安否のあいさつ　④自己紹介
**主文**：⑤送付の経緯　⑥送付物の内容
**末文**：⑦依頼のあいさつ　⑧結語

前文は、「拝啓　○○の候、貴社ますますご盛栄のこととお喜び申し上げます」といったあいさつから始め、簡単に「自己紹介」をしてから、主文で、送付の経緯と送付物の内容について書き、末文で「よろしくお願いします」とていねいに相手に対応を依頼する。段落が改まるときは改行し、１マス空けて書き始める。

提出書類が複数ある場合には『**記書き**』を使って、提出書類を箇条書きで列挙する。『記書き』を使った場合には、箇条書きの最後の行の次の行に、右寄せで、「**以上**」を書き忘れないようにする。

# 参考図書紹介

## 1 『2012年度版　エントリーシート、面接、志望動機、自己ＰＲ』
柳本新二（2010年、永岡書店）

書名にあるように、エントリーシート、面接、志望動機、自己ＰＲが中心になっているが、第１章では就職活動の全体の流れ、第２章では就職の現状と業界研究のしかた、第４章では筆記試験についても書いてあり、就職活動全体について、それぞれの活動内容ごとにポイントを押さえてわかりやすくまとめてある。就職活動を始めるにあたってぜひもっておいてほしい１冊である。

この章に関係のある第３章では、エントリーシートの３大テーマとして、① 自己ＰＲ、② 学生時代に力を入れたこと、③ 志望動機を挙げる。それぞれについて、書くにあたってのポイントをわかりやすく説明したうえで、この本のシートの項目に書き込んでいくとエントリーシートが仕上がるというたいへん便利なしくみになっている。また、実例で検証もされているのでどういうふうにエントリーシートを書けばいいのか、イメージしやすい。

## 2 『2012年度版　履歴書 エントリーシート 志望動機 自己ＰＲの書き方』
就職総合研究所編（2010年、日本シナプス）

この本は、履歴書とエントリーシートの書き方について、多くの実例（1000例）を紹介しながら、どう書いたらよいのかを実践的に学ばせていくという本である。実例から学ばせるというやり方により、書き方がイメージしやすく、自分でも書けそうな気持ちにならせてくれるところがすばらしい。履歴書はエントリーシートに比べると軽視されがちで、意外と書き方がわからないまま書いているところがあるが、この本では履歴書についても、豊富な実例を示しながらきちんとポイントが説明されている。

この本のさらにすばらしいところは、他の『エントリーシート本』では、自己ＰＲは具体的に説明されているものの、志望動機のほうは抽象的な説明に終わりがちなところを、この本では、志望動機についても業種別にネタの探し方が紹介され、書き方の実例も充実しているところである。また、多くの『エントリーシート本』では、自己ＰＲ（大学時代に力を入れたこと）と志望動機の書き方が中心だが、この本ではそのほかにエントリーシートで聞かれる可能性のある項目も紹介されていてたいへん役に立つ。最近増えている「自由記述欄」の回答例も参考になる。自己ＰＲにおいて、書き方以前にネタ探しに困っている人が多いことから、① クラブ活動、② アルバイト、③ 学業・学生生活、④ 課外活動・その他に分けて、ありふれた学生生活のそれぞれの場面からどうやって自己ＰＲのネタを見つけたらいいのかについて実例が示されているのもとてもありがたい。第一次選考突破がかなり不安な人にとっても非常に心強い本だといえる。

## 3 「内定いただき！エントリーシート・履歴書・作文」
唐沢明（2009 年、PHP 研究所）

エントリーシートと履歴書と作文を書くにあたってのポイントとなる点が質問形式にしてあり、それぞれについて、そういう答えになる理由がわかりやすく説き明かされている。読んでいるほうは、「だからこういう点に注意して書かなければならないんだね」と納得しながら書くコツがつかんでいける。そのようなみごとなしくみになっている本である。

ほとんどの就職対策本がＡ５判であるなか、文庫版という大きさで、さらに、こんな小さな薄い本に大事なポイントが実例とともにすべて網羅されていることには驚かされる。ぜひ持ち歩いて読もう。

## 4 「受かる！自己分析シート」
田口久人（2008 年、日本実業出版社）

「就職活動は『自己分析』で決まる」というのはよく聞くことだろう。自己分析がしっかりできていなければ、エントリーシートを書くことはできない。だから『自己分析本』もたくさん出版されているわけであるが、著者は、数ある『自己分析本』の中から、この本で「自己分析」することをぜひお勧めしたい。この本の 41 のワークシートの質問に対して、ひとつひとつ時間をかけながら、真剣に考えて答えていくと、きっと「自分の強み」や「自分が本当にやりたいこと」が見えてくると思うからだ。

この本でしっかり自己分析しておくと、エントリーシートを書くときだけでなく、面接試験のときにさらに大きな効果が現れることまちがいなしだ。深くつっこまれてもひるまず答えられるはずだ。3 年生になったらこの本でじっくりと「自己分析」し、すばらしい就職活動のスタートを切ってほしい。

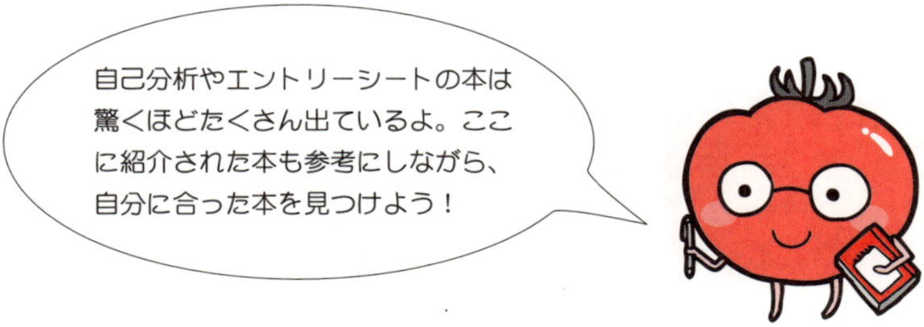
自己分析やエントリーシートの本は
驚くほどたくさん出ているよ。ここ
に紹介された本も参考にしながら、
自分に合った本を見つけよう！

知っておきたい
表現スキル

## Q ワンポイントアドバイス

# 手書きの場合に注意すべきことは何ですか？

**A** 手書きでは**字に性格が出ます**ので、ワープロ書きより要注意です。字が細かったり薄かったり、ていねいに書かれていなかったり、大きさや行がふぞろいだったりして読みにくい場合や、漢字で書くべきところが書かれていなかったり、まちがった漢字を使ったりしている場合は、いいかげんな性格だと見なされ、内容以前に字で評価が下がってしまいかねません。字でエントリーシートが不合格になった例も聞きます。「読みやすい字を書く」ことに加え、「正しい漢字で書く」ことが重視されます。

そこで、手書きの場合でも、**ワープロで下書きをすることをおススメします**。そうすれば、**まちがった漢字**を書く可能性がかなり減りますし、自分が書いたものを残しておける利点もあります。ワープロ書きをすれば、

> 「講議（○講義）」「専問（○専門）」「気嫌（○機嫌）」「拝敬（○拝啓）」「急がしい（○忙しい）」「心良い（○快い）」「…過程終了（○課程修了）」「申し分けない（○申し訳ない）」

というような誤りはなくなるでしょう。また、

> 「少い（○少ない）」「必らず（○必ず）」「起る（○起こる）」

のような**送りがなの付けまちがい**もなくなるでしょう。

しかしながら、ワープロで漢字変換してもまちがえる可能性のある場合があります。**同音異字や同訓異字をもつ漢字**の場合です。

> 「早い／速い」「効く／利く」「押さえる／抑える」「温かい／暖かい」「勤める／努める／務める」「直す／治す」「意志／意思」「関心／感心」「対象／対照／対称」「追求／追究／追及」など

辞書などでしっかりと確認してから書くことを心がけましょう。

# 5章

# 卒業論文術

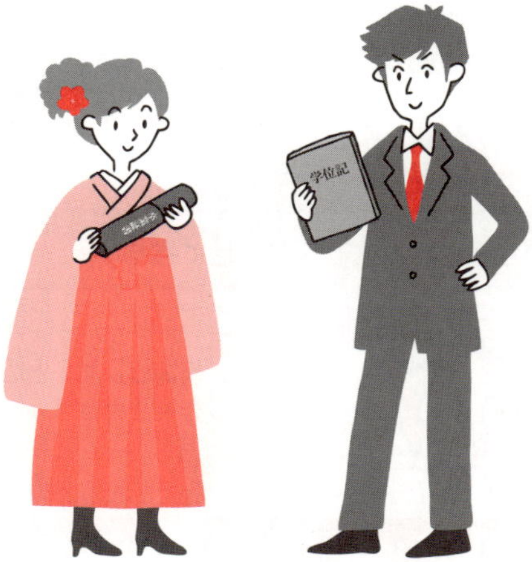


この章では、大学４年間の『主体的な学び』の集大成である「卒業論文（卒論）」の書き方について学んでいく。いい卒論を書くためには、論文特有の構成とそれぞれのパートの内容をしっかりと理解することが大切である。本文が３部構成であることや、「参考文献」や「表紙」がつくことはレポートと共通だが、卒業論文の場合、「要旨」や「目次」や「謝辞」なども必要となる。表記・表現はレポートと同様なので、第２章を復習し、しっかり使いこなそう。

# 1 卒業論文を書く目的

卒業論文はレポートとどう違うのか、共通点と相違点をつかんでから取り組もう！

**卒論の目的**

① 学術的な「問い」に対して、正しい方法で研究を行い、出た結果を分析して自分の意見として述べる能力を身につける。

② 課題に対する理解を深める。

③ 学術論文やビジネス文書を書く文章表現力を身につける。

（①〜③：レポートの目的と同じ）

④ 未解決の問題に、新しい知見を示し、その分野に何らかの新しい貢献をしようとする。

⑤ 自分が知り得たことを形として残す。

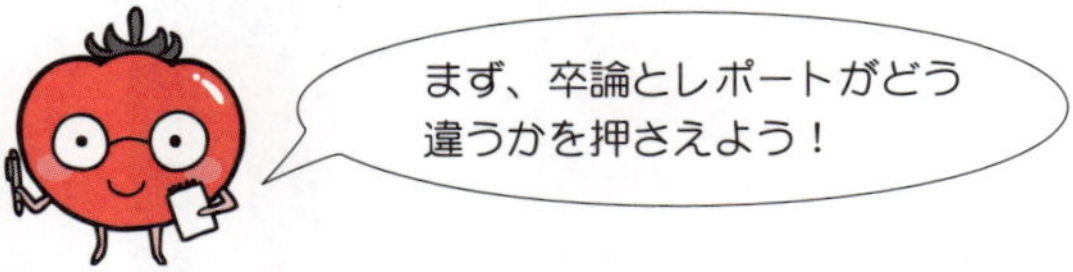
まず、卒論とレポートがどう違うかを押さえよう！

| | レポート | 卒業論文 |
| --- | --- | --- |
| **共通点** | ・学術的な「問い」に対して「答え」を求めるものである。<br>・その「答え」は、「客観的事実」を根拠とした「意見（主張）」でなければならない。 | |
| **相違点** | ・「問い」や「方法」はあらかじめ先生から与えられる。<br>・「答え」もあらかじめ予想されたものである。 | ・解決する価値のある未解決の「問い」を自分で見つける。<br>・「答え」を出すために最適な「方法」を自分で見い出す。<br>・「問い」に対する「答え」は、当該分野に貢献することが予想される新しい知見である。 |

（参考）p.178 文献 1

## 卒業論文を書く目的とは

卒業論文（卒論）もレポートと同様、**学術的な「問い」（課題）に対して、実験や調査によって、「答え」を出すまでの過程を記した報告書**である。

卒論を書く目的として、学術的な「問い」に対して正しい方法で研究（実験・調査）を行い、出た結果を分析して自分の意見として述べる作業を通じて、「**この作業に必要な一連の能力を身につけること**」と「**課題に対する理解を深めること**」がある。その点はレポートと共通している。

## レポートとの大きな違い

しかしながら、大きく異なるのは、レポートの「問い」は、先生から与えられた、全員同じものであるのに対して、卒論の「問い」は、自らが設定した（実際には研究室の先生から与えられることが多いが）、未解決の課題であることだ。

したがって、その「答え」（結果・考察）も、レポートではあらかじめ予想されたものであるのに対して、卒論の場合は「新しい発見」、「独創的な知見」となる。また、実験・調査方法についても、レポートの場合は、実験・実習テキストどおり行えばよいのに対して、卒論では、問題解決に適切な方法を自分で考えなければならない。当然、卒論はレポートに比べて、長い研究期間を必要とする。

さらに、卒論は、「**未解決の問題を解決し、新知見を示し、その分野に貢献する**」ことを究極の目的とするので、研究結果を多くの人に知らせることができるよう、しっかりと形に残すことが求められる。

## 研究者・社会人としての一歩を

レポートが「自分一人の作業」であったのに対して、卒論は大がかりな研究行動なので「**研究室での共同作業**」となる。自ら積極的に研究に取り組みながらも、研究のプロである研究室の指導教員へ絶えず「**報告・連絡・相談（ホウレンソウ）**」し、指導を仰ぐことが大切だ。卒論作成を通じて立派な研究者・社会人としての一歩を踏み出そう。

# 2 卒業研究から論文作成への流れ

研究室に分属されたら、卒業研究の進め方と論文執筆の段階、執筆順序をつかんでおこう！

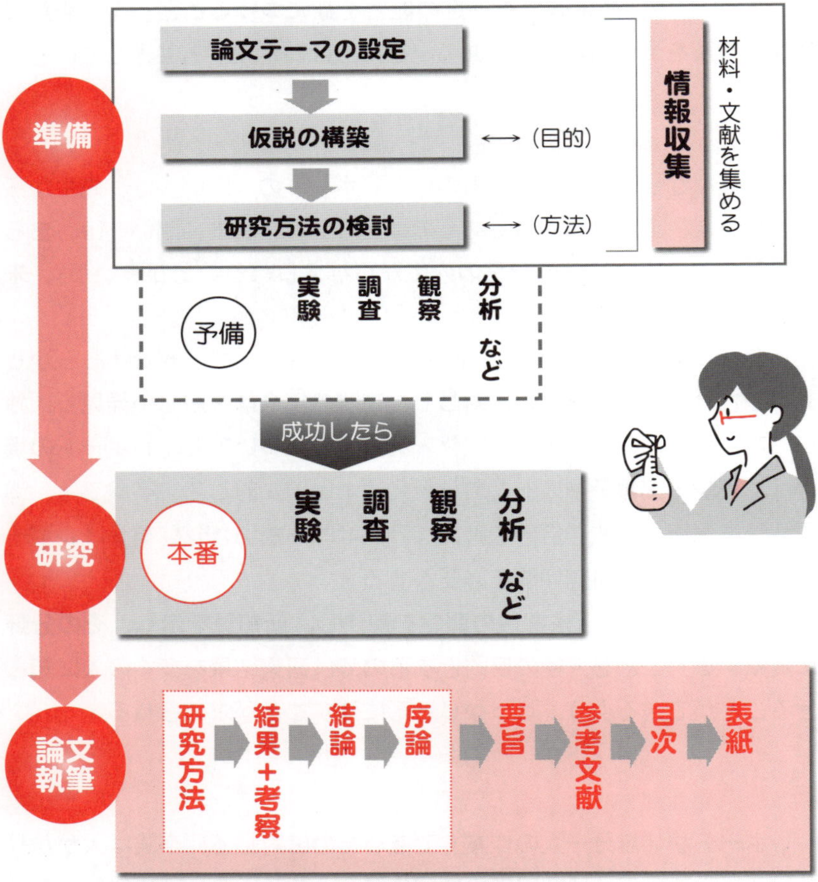

準備
論文テーマの設定
仮説の構築 ←→（目的）
研究方法の検討 ←→（方法）
情報収集
材料・文献を集める
予備
実験 調査 観察 分析 など
成功したら
研究
本番
実験 調査 観察 分析 など
論文執筆
研究方法 → 結果＋考察 → 結論 → 序論 → 要旨 → 参考文献 → 目次 → 表紙


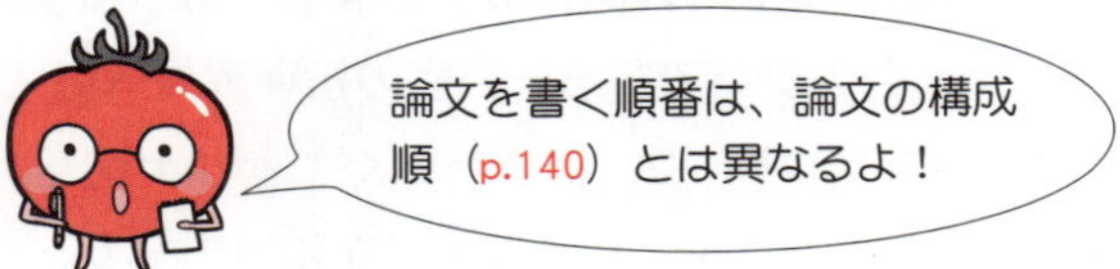

論文を書く順番は、論文の構成順（p.140）とは異なるよ！


（参考）p.179 文献 3・4

## 卒業研究のテーマを決める

君たちは研究室に分属されると、**研究テーマを決める**ことになる。研究室で代々続いている研究の継続研究など、指導教員からテーマが与えられる場合が多いかもしれないが、研究室によっては君たち自身がテーマを発見し、指導教員と相談して決める場合もある。テーマを見つけるのに、大学図書館にある雑誌論文や先輩たちの卒論が参考になる。まずは、気になる表題の論文の要旨を読んでみて、自分の研究テーマに関係しそうな論文を選び、それらを読む中でテーマを決めていこう。

## 先行研究を調べる

研究テーマが決まれば、**その研究テーマに関連する先行研究を調べる**必要がある。その理由のひとつは、自分と同じような研究がないか、あれば、どこまで研究がなされているかを把握することにより、自分のテーマを絞り込むと同時に、同じ研究をすることを避けるためである。同時に、その研究分野における自分の研究の「独創性」やその価値（位置づけ）も明確にできる。もうひとつの理由は、同じような研究テーマの論文を読むことにより、背景知識の把握や、実験・調査方法、データ処理の方法の選択が効率的に行えるからである。論文の体裁、表現などについても、自分が書くうえでたいへんよい見本になるだろう。

## 実験・調査で得たデータをもとに論文を書いていく

研究テーマと方法が決まれば、予備の実験・調査を行い、うまくいけば本実験・調査を実施し、データが出そろえば、ついに論文執筆となる。予備実験・調査がうまくいかない場合は、うまくいくまで、テーマや方法を見直すことが必要になる。

論文の執筆順序は論文の構成順ではないことに注意しよう。決まった順序はないが、「**方法→結果・考察→結論→序論**」というふうに、**先に本文を書いてから、そのあとに要旨を書く**という順序が書きやすいようだ。そして、最後に参考文献、目次、表紙を書いたらできあがりだ。

# 3 卒業論文の構成

レポートと同じく３部構成だが、レポートと内容が異なる「序論」「結論」に注意しよう！

| レポート（内容） | レポート | | 卒業論文 | 卒業論文（内容） |
|---|---|---|---|---|
| | 表紙 | | 表紙 | |
| | | | 要旨（抄録・要約） | |
| | | | 目次 | |
| 研究対象とその背景説明<br>目的の明示<br>研究行動の概略 | 目的 | 序論 | 目的（緒言・はじめに） | 研究対象とその背景説明<br>研究の現状<br>研究の必要性<br>目的の明示<br>研究行動の概略 |
| 実験・調査対象<br>実験・調査の方法<br>データの処理方法 | 方法 | 本論 | 方法 | 実験・調査対象<br>実験・調査の方法<br>データの処理方法 |
| 図表の提示<br>データの説明 | 結果 | 本論 | 結果 | 図表の提示<br>データの説明 |
| 結果の確認<br>原因の考察<br>妥当性の検討<br>予測と異なる結果への言及 | 考察 | 本論 | 考察 | 結果の確認<br>原因の考察<br>妥当性の検討<br>予測と異なる結果への言及 |
| まとめ | 結論 | 結論 | 結論 | まとめ<br>結果の評価<br>今後の課題の提示 |
| | | | 謝辞 | |
| | 参考文献 | | 参考文献 | |
| | | | 付録 | |

付録の表紙例

付　録

1．〇〇についてのアンケート
2．××のデータ
3．△△における□□の写真

### 3部構成プラスα

卒論の本文の構成は、レポートと同じように、「**序論**」「**本論**」「**結論**」の3部からなる。「序論」で「研究目的」、「本論」で「研究方法」「結果」「考察」が書かれ、そのあとに「結論」がくる。本文以外では、レポートと同様に、「結論」のあとに「**参考文献**」が付けられる。

卒論では、それ以外にも「**要旨**」、「**目次**」、「**謝辞**」が必要となる。

### 「序論」と「結論」はレポートと異なる

3部構成である点はレポートと同じだが、「社会に貢献できるような未解決の問題を提起し、それに対して答える」という、レポートにない目的をもつ卒論では、「**序論**」**と**「**結論**」**の内容がレポートと違ってくる**。

卒論の「序論」では、研究対象とその背景説明に加え、「**研究の必要性**」を示す必要がある。そのためには「先行研究」を紹介しながら「**研究の現状**」を示すことにより、自分の研究課題がその研究分野における未解決の問題を解決しようとするもので、研究する価値があるものだと証明（主張）しなければならない。

そして、「結論」では、研究をふり返り、この研究によって明らかになった「**新たな事実・知見**」を評価し、社会的にいかに貢献し、いかに価値あるものであるかということを主張する。さらに、この研究の今後の発展の可能性を「**今後の課題**」とともに示すことになる。

### 「付録」が付くこともある

必要があれば、「**付録**」を付ける。「付録」には、本文に入れる必要はないが、論文の理解を深めるために必要だったり、内容を補足したりするような資料（データ、アンケートの質問用紙など）を入れる。

付録が図表の場合、本文とは別に「付図１」「付表１」のように通し番号を付ける（図表が１つしかない場合は番号を付けない）。また、付録が複数ある場合、付録の表紙に一覧表を載せておくとよい（左ページp.140右下参照）。

# 4 「表題」の付け方と「要旨」の書き方

本文を読まなくても内容がイメージできるような「表題」「要旨」にしよう！

**本文**

本文を書き終わったら……

① 研究の背景
② 研究の目的
③ 研究の基本的な手順（実験・調査方法・分析方法）
④ 研究の結果
⑤ 結論
を要約する。

自分の研究の斬新なところや重要なところを強調しよう！

**要旨**

役割：論文の内容を短い文章で、短時間に正確に伝える。

論文を全部読まなくてもその内容が理解できるようにする。

「要旨」のエッセンスを抜き出す。
・キーワードを抽出する。
・キーワードを組み合わせる。

先行文献の表題も参考にしよう！

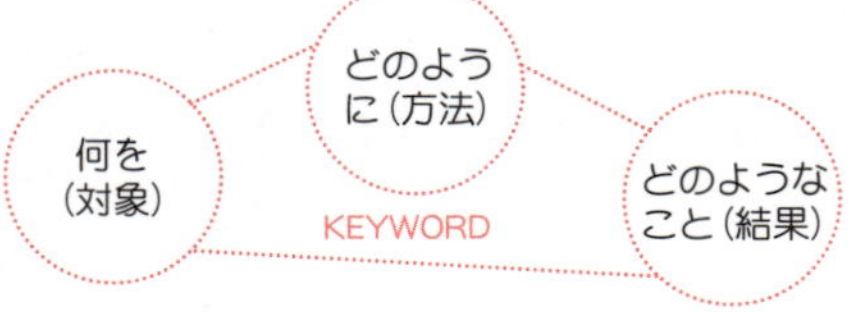

何を（対象）
どのように（方法）
どのようなこと（結果）
KEYWORD


**表題**

役割：最も短い要旨

キーワードを入れ、論文の内容が想像できるようにする。

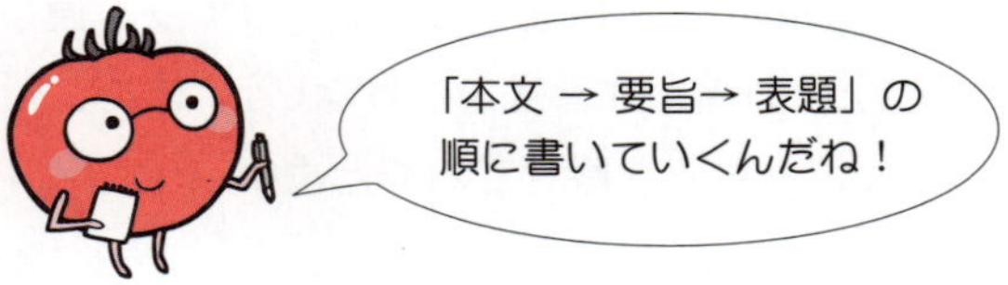

「本文 → 要旨→ 表題」の順に書いていくんだね！


（参考）p.179 文献 4

## 「表題」の付け方のポイント

論文の「表題（タイトル）」の付け方には注意が必要だ。特に、研究論文レベルになると、他の研究者が先行研究を調べる場合、論文の表題（キーワード）で検索して論文を探すことになる。したがって、表題は、**読み手が論文内容を予想できるもの、研究の目的や特徴が読み取れるもの**でなければならない。さらに、**読み手の興味関心を引くもの**であればいうことはない。まさに「表題」は、「最も短い要旨」といえる。

「表題」は、**「要旨」から「キーワード」を抜き出し、それらを組み合わせてつくる**。自分が取り組んだ問題について、「何を対象にしてどのようなことをどのように明らかにしたのか」の、**「何（対象）」「どのように（方法）」「どのようなこと（結果）」**の部分がキーワードとなる。

また、**関連文献（先行研究）の表題もたいへん参考になる**。他の論文の表題をながめているうちにだんだん表題のスタイルがわかってきて、自分の論文の表題のイメージが湧《わ》いてくる。関連文献に共通して入っている語はキーワードなので、自分の表題にも入れ、それに自分の研究が他の関連研究とは異なることを表す語を加えるのがポイントだ。

## 「要旨（抄録・要約）」の書き方のポイント

「要旨」は、**本文を全部書き終わってから書く**。読み手は、要旨を読んで、この論文に書かれた研究の概要をつかみ、自分の先行研究としてこの論文が読むに値するものかどうかを決めるのである。したがって、**論文の本文を全部読まなくても内容が理解できるように書く**ことが大切だ。「研究の背景」「研究の目的」「研究行動の概要（研究の基本的な手順）」「研究の結果」をわかりやすく要約し、この研究によって、どういうことが明らかになったかを、この研究の斬新《ざんしん》なところや重要なところを強調しながらまとめよう。

制限字数がない場合も、日本語なら**200～500字程度**にまとめる。短い文章で、読み手に論文の概要が短時間で正確に伝わるものを書こう。

Sample

# 卒業論文の表紙例

必ず表紙をつける。

上２箇所をホッチキスなどでとめよう。
（横を綴じることもある。大学の指示に従おう）

「表題」は、他の部分より大きな字で太字で書く。

**表題（タイトル）**

「表題」の下に「指導教員名」を書く。「指導教員」の次に氏名を書き、そのあとに「教授・准教授」などの職階も付ける。

指導教員　○○△△教授

学部・学科

学籍番号

氏名

「氏名」の前に「所属」を書く。学外に出す場合には、「大学名」から書き、学籍番号は不要となる。

○ 年 △ 月 ◇ 日提出

最後に、いちばん下に「提出年月日」を記入する。

（参考）p.179 文献 4

# Sample 「表題」と「要旨」の例

「要旨」のキーワードを抜き出して「表題」をつくる。

**要 旨**

p.181 引用論文①より

アトピー性皮膚炎患者のほとんどは，乾燥肌，バリア機能の低下および皮膚炎症状がみられる。HR-1 ヘアレスマウスは，皮膚にダメージを与える特殊な誘導食（HR-AD）によって，アトピー性皮膚炎様所見を示すことが知られている。本研究では，このモデルを用いて，グルコシルセラミドを高濃度含有するタモギタケエタノール抽出物（以下，タモギタケエキス，と記載する）の混餌投与がアトピー性皮膚炎様所見にどのような影響を与えるかを検討した。その結果，対象群（HR-AD 投与群）では，皮膚水分蒸散量（TEWL）の経時的増加，角化亢進および真皮への細胞浸潤が認められるなど，典型的なアトピー性皮膚炎様所見を示した。それに対してタモギタケエキス投与群では，アトピー性皮膚炎様所見についていずれも改善する効果を示した（タモギタケエキスの投与量はセラミドとして 0.1%および 0.01%)。タモギタケエキスの混餌投与は，アトピー性皮膚炎モデルマウスを用いた実験系において，皮膚のバリアー機能を改善し，対象群で認められた皮膚炎症状の発症を抑制する作用を示したと予想される。

**表題** タモギタケエタノール抽出物のアトピー性皮膚炎モデルマウスを用いた保湿作用およびアトピー様症状に対する作用

**要 旨**

p.181 引用論文②より

糖尿病は体内の酸化ストレスを増大させ，一過性脳虚血による脳障害を増悪させることが報告されている。本研究では，ストレプトゾトシン糖尿病態（DM）ラットを用い，一過性脳虚血処置による脳障害に対する霊芝菌糸体培養培地抽出物（WER）の効果を検討した。正常血糖（non-DM）および DM ラットに，WER（1g/kg）または蒸留水を 1 日 1 回 2 週間経口投与した後，体内の酸化ストレス度，脳組織中の過酸化脂質含量および抗酸化酸素活性を測定した。また，ラットに中大脳動脈閉塞 / 再灌流（MCAO/Re）処置を行い，神経症状の評価および脳梗塞巣体積の測定を行った。その結果，DM ラットでは体内の酸化ストレス度の上昇，脳組織中の過酸化脂質含量の増加および抗酸化酵素活性の低下がみられた。WER を投与した DM ラットでは，これらの値が正常レベルに維持されていた。さらに，DM ラットでは，non-DM 群と比較し，MCAO/Re 後の神経症状の悪化および脳梗塞巣体積の顕著な増大が認められたが，WER の投与により，脳障害の増悪がほぼ完全に抑制された。以上の結果から，WER は糖尿病における酸化ストレス状態を改善し，一過性脳虚血に対して強い脳保護効果を示すことが明らかになった。

**表題** 糖尿病ラットの一過性脳虚血誘発脳障害に対する霊芝菌糸体培養培地抽出物の保護効果

# 5 「目次」の書き方

目次は、論文の全体構成がわかり、内容が予想できるようにつくろう！

**目次の役割**

- ◆ 論文の「全体構成」と「項目記載ページ」を知らせる。…本来の役割
- ◆ 論文の内容を示す。…付加的な役割

**目次に書くべきこと**

「章（節・項）番号」「項目名」「記載ページ」

### 実験型論文の例

目　次

| | | |
|---|---|---|
| 1. | 緒言 | 1 |
| 1.1 | 背景 | 1 |
| 1.2 | 先行研究 | 2 |
| 1.3 | | |
| 2. | 実験方法 | 10 |
| 2.1 | 試料 | 10 |
| 2.2 | 実験装置 | 11 |
| 2.2.1 | 操作方法 | 11 |
| 2.2.2 | 測定方法 | 12 |
| 2.3 | 統計処理 | 13 |
| 3. | 実験結果 | 14 |
| 3.1 | | |
| 3.2 | | |
| 4. | 考察 | |
| 5. | 結論 | |
| | 謝辞 | |
| | 参考文献 | |

章→節→項となるにつれて、1字ずつ下げて、構造をわかりやすくしよう。

章節項　項目番号　項目名　記載ページ

### 調査型論文の例

目　次

| | | |
|---|---|---|
| I | 緒言 | 1 |
| 1 | 背景 | 1 |
| 2 | 先行研究 | 2 |
| 3 | | |
| II | 調査 | 10 |
| 1 | 対象者と実施時期 | 10 |
| 1) | 対象者 | |
| 2) | 実施時期 | |
| 2 | 調査方法 | 11 |
| 3 | 統計処理 | 13 |
| III | 調査結果 | XX |
| IV | 考察 | XX |
| V | 結論 | XX |
| | 謝辞 | XX |
| | 参考文献 | XX |
| | 付録 | XX |

記載ページは、右寄せにそろえて、見やすくしよう。

章節項　項目番号　項目名　記載ページ

## なぜ目次が必要なのか

卒論は、レポートと違って分量が多いため、**読み手が論文全体の構成をつかみ、見たい部分をすぐに探せるように**、「目次」をつくる必要がある。また、読み手が「目次」を読めば、**論文の論の進め方**（**論文内容**）**がわかるように**章立てをし、項目名を付けることが大切だ。

## 「目次」に書くべきこと

「目次」には、「**項目番号**」「**項目名**」「**記載ページ**」の３つを書く。項目は、章＞節＞項の順に大項目から小項目へとなるが、最近は、項目番号のところでは「章・節・項」の名称は用いず、番号だけ（1.1.1 など）で示すことが多くなっている。章→節→項となるにしたがい**１字ずつ頭を下げて書く**などして、全体の構造をつかみやすくしておこう。

「章」の部分は、基本的に「卒業論文の構成」に従い、「表紙」「要旨」「目次」を除いた、「目的」「方法」「結果」「考察」「結論」「謝辞」「参考文献」（「付録」）を順番どおりに並べ（p.140 ～ 141「卒業論文の構成」参照）、項目名もこれに準じて付ける。「節・項」も、「実験型論文」と「調査型論文」のそれぞれの場合において基本的な形があるので、先行研究を参考にしながら章立てをしたり、項目名を付けたりするとよいだろう。

また、項目名を付ける際には表現をそろえよう。ある項目では「…についての調査」になり、別の項目では「…に関する調査」になっているようなことがないよう、よく似た表現は統一して、見やすくしよう。

### 項目番号の付け方の例

| | |
|---|---|
| 2章　実験方法<br>　2.1　実験材料<br>　2.2　実験動物<br>　2.3　実験方法<br>　2.4　統計処理<br>　　⋮ | 第２章　研究方法<br>　第１節　対象者と調査時期<br>　第２節　調査方法<br>　　第１項　○○に関する調査<br>　　第２項　△△に関する調査<br>　第３節　統計解析<br>　　⋮ |

# 6 「序論」の書き方

「なぜこの研究を行うのか」という研究の目的と意義を理解してもらうことが重要だ！

**序論の役割**

◆ 研究の目的・意義を述べる。

**序論に書くべきこと**

◆ 研究の背景（研究分野の概観）
◆ 研究分野の現状（先行研究と未解決問題）

研究分野全体

位置づけ（意義づけ）をしよう。

◆ 研究の目的
◆ 研究行動の概要

自分の研究

## 先行研究を紹介しながら未解決問題を明らかにする

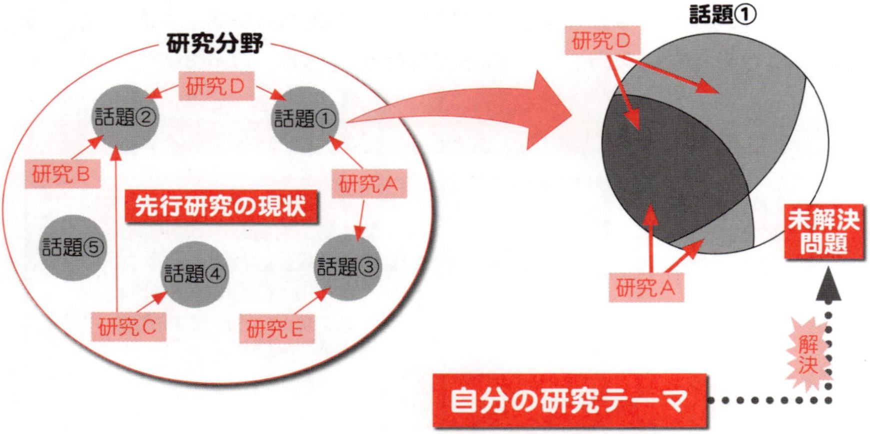

研究分野
研究D
話題②
話題①
研究B
研究A
先行研究の現状
話題⑤
話題④
話題③
研究C
研究E
話題①
研究D
研究A
未解決
問題
解決
自分の研究テーマ

## 序論とは何か

「**序論**」は、「なぜこの研究を行う必要があるのか」、**研究の目的や意義**を述べるところである。また、「序論」の部分の項目名には、「**緒言**」「**目的**」「**はじめに**」といった名前を付けることが多い。

## 研究の意義づけをする

「序論」で研究の意義づけをするには、まず、**研究の背景**を述べ、**現在、研究分野でどのようなことが話題（問題）になっているのか**を概説し、読み手に研究分野に対する予備知識を与えるとともに、研究分野全体の研究の意義・必要性を訴える。

次に、代表的な先行研究をいくつか示し、研究分野の研究の現状を紹介しながら、「**未解決の問題**」を明らかにする。そして、自分が「未解決の問題」を研究することを示すことで、**自分の研究の目的と重要性**（**意義**）を読み手にしっかりと伝える。

最後に、自分が取り上げる未解決問題をどのような方法で解決していくのか、**研究行動の概要**を示して、「序論」をしめくくる。

「結論」を書いてから、「結論」と対応させた形で仕上げるとよい。

**「序論」のパートでよく使われる表現**

◆近年、〔問題〕が問題になっている。中でも特に〔対象〕が注目されている。

◆〔研究課題〕については、〔共有知識〕が知られている。

◆〔研究課題〕についての研究には、〔論文１〕…などがある。

◆〔先行研究〕では、〔研究課題〕について（調査し／実験を行い）、〔知見〕（を明らかにしている／が報告されている／が示唆されている）。

◆〔研究対象〕については、（まだ十分に／ほとんど／管見の限り）（検討／研究／明らかに）されていない。

◆本研究では、〔研究対象〕について〔研究方法〕を行いて分析し、〔研究課題〕について（検討する／検討した／考察する／考察した／報告する）。

（参考）p.179 文献 5

⑤ 卒業論文術

Sample

# 「序論」例①

## 「序論」では研究の目的・意義を示す。

研究の背景・現状

未解決の問題

研究の目的

研究行動の概要

生活習慣病の一つである脳血管関連疾患は，その患者数が年々増加し，現在，わが国におけるおもな死亡原因の第三位を占めるに至っている。神経細胞は虚血に対してきわめて脆弱であり，一過性の脳虚血によっても神経細胞死が引き起こされることが知られている[1)]。また，虚血後の再灌流時に発生する活性酸素種（ROS）や活性酸化窒素種（RNOS）などによる酸化ストレスが引き金となり，神経細胞にアポトーシスが誘導されるという知見がある[2)]。一方，近年大きな社会問題となっている糖尿病は，虚血性心疾患や脳梗塞などの動脈硬化性疾患の危険因子であり，その血管傷害メカニズムに高血糖状態によって引き起こされる酸化ストレスの増大が関与することが示唆されている[3)]。糖尿病患者が脳梗塞を併発した場合，障害が増悪することが知られており[4)]，酸化ストレスが病態悪化の一因であると推察されるが，その詳細はいまだ明らかではない。

霊芝菌糸体培養培地抽出物（WER）は，霊芝（マンネンタケ）菌糸体をバガスおよび米糠の混合固形培地に接種し，一定期間培養後，子実体発生直前に培地とともに熱水抽出・凍結乾燥したもので，滋養強壮を目的とした健康食品として用いられている。WERの生理活性については，これまでに免疫賦活作用[5)]，血糖上昇抑制作用[6)]等が確認されているが，WERの糖尿病態における酸化ストレスや，一過性脳虚血誘発脳障害に対する予防・改善効果については明らかでない。

そこで本研究では，ストレプトゾトシン（STZ）誘発糖尿病態ラットを用い，体内の酸化ストレス度や抗酸化力，脳組織中の過酸化脂質含量，および脳内抗酸化酵素（スーパーオキシドジスムターゼ：SODおよびカタラーゼ：CAT）活性に対して，WERの長期経口投与が及ぼす効果について検討した。さらに，糖尿病において生じた虚血性脳疾患に対してWERが保護効果を示すか否かについて，中大脳動脈閉塞/再灌流（MCAO/Re）処置を施した一過性脳虚血モデルを用いて検討した。

p.181 引用論文②より

Sample

# 「序論」例②

## 「未解決の問題」を取り扱うことを明示する。

メタボリックシンドローム（Metabolic Syndrome:Mets，以下Mets と略）は，内臓脂肪蓄積を基盤に脂質代謝異常，高血圧，耐糖能異常などの疾患が一個人内に多数集積した状態を示し，心血管疾患の重要なリスクファクターとして認識されている[1) 2)]。平成 16 年の国民健康栄養調査では 40－74 歳の男性 25.7%および女性 10.0%が Mets を強く疑われる者，男性 26.0%および女性 9.6%が Mets 予備群と考えられることが報告されており[3)]，Mets 発症予防に対する取り組みが公衆衛生上の課題として重要視されている。

研究の背景・現状

Mets は過剰な栄養摂取や運動不足などの生活習慣，遺伝的素因などにより，インスリン抵抗性や内臓脂肪蓄積を介し発症が促されることが考えられているものの[4) 5)]，個々の生活習慣因子と Mets 発症との関連は未だ明らかでない。

未解決の問題

食習慣が Mets 発症に与える影響については，脂質や赤身肉の摂取量が多い者で Mets 発症リスクが高かったことや[6) 7)]，果物や野菜，食物繊維の摂取量が多い者で Mets 発症リスクが低かったことなどが報告されているが[6) 8)]，それらは主として欧米人における研究報告であり，欧米人と食習慣や遺伝的素因の異なる日本人における研究はほとんどない[7) 9)]。

本研究では，職域に属する中高年男性を対象として，摂取頻度や嗜好を含む食生活習慣を把握し，これらの食習慣と 5 年度の Mets 発症との関連を検討したので報告する。

研究の目的

研究行動の概要

p.181 引用論文③より

# 7 「本論① 研究方法」の書き方

研究方法をわかりやすく示すとともに、研究方法が適切であることも示そう！

**研究方法の役割**

- ◆ 研究をどのように行ったかを述べる。
- ◆ 研究方法が適切であることを示す。
- ◆ 読み手が研究を再現できるようにする。

**研究方法に書くべきこと**

① 実験・調査の対象

② 実験・調査の方法

③ データ処理の方法（分析方法）

使用した機器、試料や材料などについては、一般的なものは名前のみ記載するが、あまり一般的でないものは、型番、製造会社なども詳しく記載しておこう。

臨床研究の場合は、施設の承認とインフォームドコンセントを得ていることを明記しよう。動物実験の場合も、その扱いが不当でないことを示そう。

**臨床研究の場合の例**

① 「実験・調査方法」の「被験者（対象）」の項目の中に書く

実験方法

1．被験者

…（略）…本実験の実施にあたっては、被験者の個人情報保護や倫理面配慮を盛り込んだ実験計画書を作成し、○○大学の倫理委員会の承認を受け、全被験者から実験参加同意書を得た。

② 「方法」の最後に、新たに「倫理的配慮」という項目を立てて書く

実験方法

4．倫理的配慮

研究への参加を依頼するにあたっては、研究の目的と方法を説明し、途中で辞退できることを文書と口頭で説明し、同意書を得た。なお、本研究は○○大学倫理委員会の承認（承認番号****）を得て行われた。

**動物実験の場合の例**

「実験・調査方法」の中の「被験者（対象）」の項目の中に書く

実験方法

1．動物

…（略）…すべての動物実験は、「○○大学動物実験指針」に基づき、「実験動物の飼育および保管に関する基準（総理府告示第６号）」を遵守して行った。

## 研究方法が適切であることを証明する

研究の結果は、方法によって異なる場合もあり、方法が適切でなければ結果の信ぴょう性が疑われ、研究自体の価値が問われることにもなる。したがって、**いくつかの方法の中から、なぜその方法を選んだのか**を説明し、**その方法が最適**のものであり、その結果、その方法に基づいた「**結果**」**も信ぴょう性の高い**ものだということを証明することが大切だ。

## 読み手が再現（追試）できるように書く

「研究方法」のパートでは、**① 実験・調査の対象 → ② 実験・調査の方法（装置・手順・条件など）→ ③ データ処理の方法（分析方法）**の順に書いていく。

**読み手が研究を再現（追試）できるように**わかりやすく示すことが必要だ。特に、卒論の場合は、研究室での継続研究であることが多く、後輩が君の研究を引き継ぐ可能性が大きい。自分自身が大学院に進学した場合には、卒論のテーマを発展させた研究を行う可能性もある。研究が継続できるようにわかりやすく書いておこう。

### 「研究方法」のパートでよく使われる表現

- 実験・調査対象は、～である。
  ～を実験・調査対象とした。
- 実験に用いた試料は、〔試料１〕〔試料２〕・・・である。
- 実験は、～を用い、～〔という条件〕で行った。
- 〔試料〕の調整には、～を用いた。
  〔試料〕は、～を～して調整した。
- ～は、（〔測定器具〕を用いて／〔分析方法〕により）（測定した／計測した）。
  （測定／成分分析）は、（〔測定器具〕を用いて／〔分析方法〕により）行った。
- 〔分析方法〕（を用い／により）、～を（算出した／解析した）。

（参考）p.179 文献 5

# 8 「本論② 研究結果」の書き方

「結果」では、論文主張に必要なデータだけを選び、図表を使ってわかりやすく示そう！

**研究結果の役割**

◆ 実験・調査で得られた結果（事実）を提示する。

**研究結果に書くべきこと**

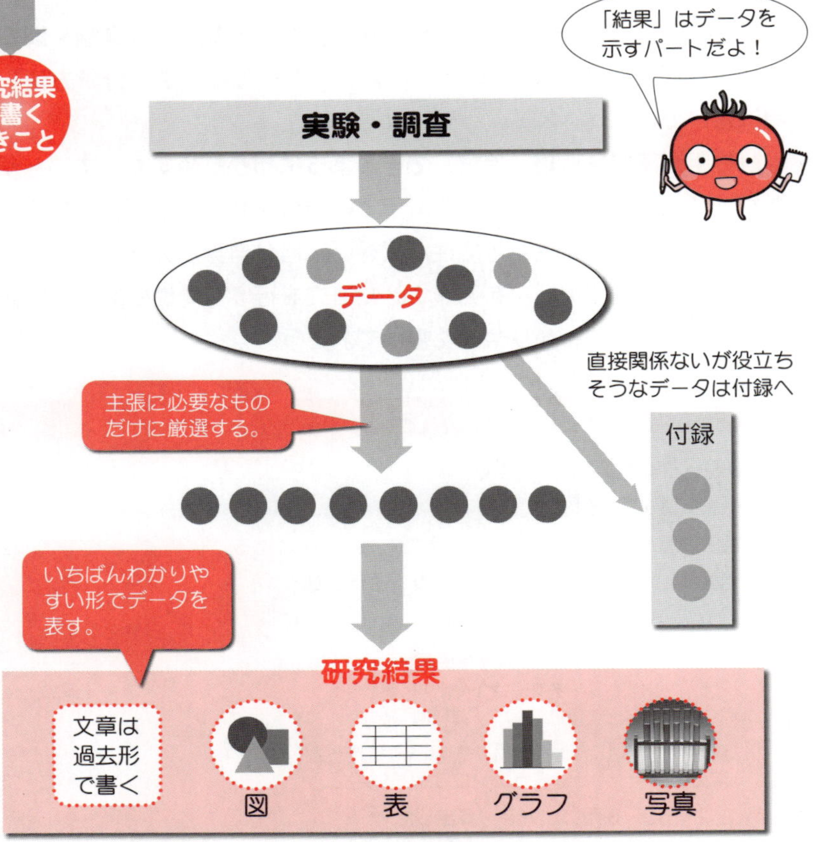

「結果」はデータを示すパートだよ！
実験・調査
データ
直接関係ないが役立ちそうなデータは付録へ
付録
主張に必要なものだけに厳選する。
いちばんわかりやすい形でデータを表す。
研究結果
文章は過去形で書く
図
表
グラフ
写真

## 「結果」は論文の核である

「結果」のパートは、**実験や調査を行った結果得られたデータを示す**ところで、論文の核となる。量的にもいちばん多い部分である。

実験や調査で苦労して得たデータは、つい全部載せたくなりがちだが、そうすることでかえって論文の主張が弱まってしまいかねない。**論文の主張に本当に必要なデータだけを厳選して載せる**ことが重要だ。

ましてや、データを改ざんしたり、自分に都合のよいデータだけを載せたりするようなことは、絶対にしてはならない。

生データを計算したり、統計処理したりして加工する場合、誤りがないかよく確認し、**正確なデータを提示する**ことを心がけよう。

論文の主張には直接関係ないが、何かの役に立つかもしれないと思われるデータは「付録」に載せておくとよいだろう。

## 図表を使ってデータをわかりやすく示そう

次に、厳選されたデータを、**図表などを用いてよりわかりやすい形で示す**ことが必要だ。実験・調査などの検証型の論文にとってはデータが命である。そのデータをどう提示すれば、読み手がいちばん見やすく理解しやすいか、**表**がいいのか**グラフ**がいいのか、グラフであればどのようなグラフがいいのか、よく考えて図表化しよう（図表の提示のしかたについては、p.174 ～ 175「図表の利用」参照）。

### 「研究結果」のパートでよく使われる表現

- 〔研究行動〕した結果、～ことが（わかった／明らかになった／判明した）。
- 図表Xは、～を（示している／示したものである）。
- 図表X（から／より）～ことが（わかる／明らかである）。
- 図表Xから明らかなように……

（参考）p.179 文献 5

⑤ 卒業論文術

# 9 「本論③ 考察」の書き方

「考察」では、データを分析・解釈し、結果から明らかになったことをまとめよう！

**考察の役割**

◆ データが示す結果が何を意味するのか、どうしてそのような結果が出たのかを分析し、解釈する。

**考察に書くべきこと**

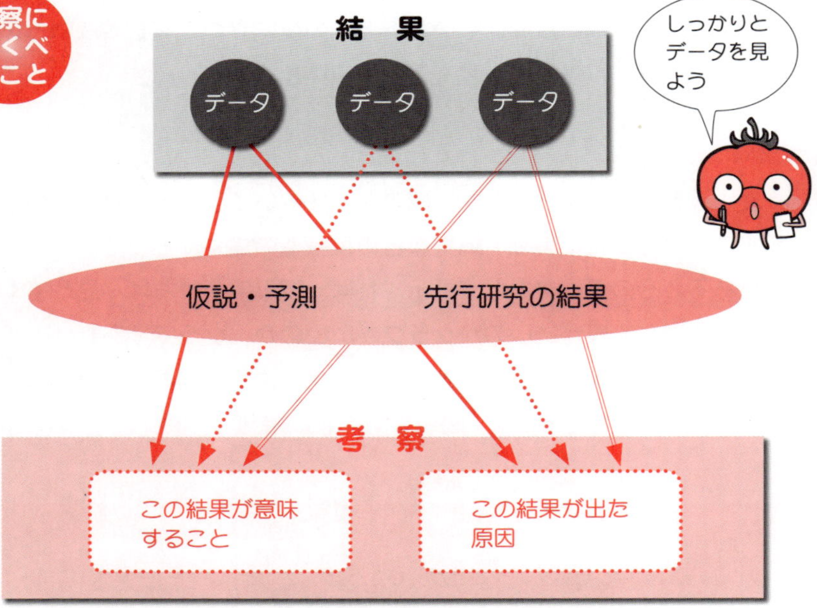
結果
データ
データ
データ
仮説・予測
先行研究の結果
考察
この結果が意味すること
この結果が出た原因
しっかりとデータを見よう

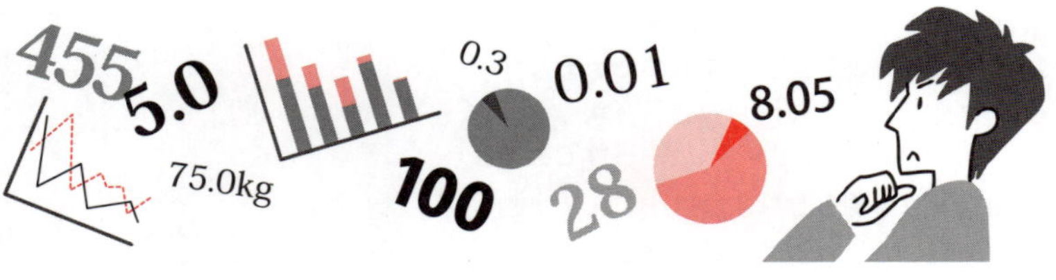
455
5.0
75.0kg
0.3
0.01
100
8.05
28

## 考察はデータを分析・解釈するパート

「考察」は、「結果」で示したすべてのデータ（結果）について、**その結果が何を意味するのか、どうしてそのような結果が出たのか**を分析し、解釈するパートである。結果が複数の場合は、次のようにくり返す。

結果 1→考察 1 → 結果 2→考察 2 → 結果 3→考察 3 ……

## 「考察」するときのポイント

「考察」では、データの分析と解釈を行う際に、自分が最初に立てていた仮説や予測や類似の先行研究（がある場合）の結果と、自分の結果が異なった場合は、そのような結果になった原因を追究しなければならない。研究方法などに問題があった場合には、次回の課題となる。問題がなかったのなら、新しい知見として提示することができる。また、仮説や予測以外のことがデータから読み取れることもあるので、しっかりとデータを見ることが大切だ。**自分が明らかにしたオリジナルな部分（新知見）を明確にする**ことで、研究の意義を高めよう。

### 「考察」のパートでよく使われる表現

- 〔実験・調査〕の結果（より／から）、～ことが（明らかになった／示された／認められた／確認された／示唆された／うかがえた）。
- 〔実験・調査〕の結果から、～と（考えられる／考える／言える）。
- 〔実験・調査〕では、〔先行研究〕と（同じような／異なる）結果になった。
- 〔実験・調査〕では、（仮説／予測）（と異なる／に反する）結果となった。
- 〔結果〕は、～が（原因／一因）だと（考えられる／推察される／推測される）。
- 〔結果〕は、（～のため／～ことによる）と考えられる。

（参考）p.179 文献 5

Sample

# 「本論」例

「本論」は、「研究方法」「研究結果」「考察」に分けて書く。

## 母親ラットを介して投与されたゲニステインの乳仔ラットの骨形成に対する影響

**1．実験方法**

**1) 動物**

妊娠5日目の雌 Sprague-Dawley 系ラットを日本クレア㈱から購入し，プラスチックのケージに1匹ずつ分けて飼育した。離乳後の仔ラットはステンレスのケージに1匹ずつ飼育した。ラットは母，仔とも温度（23 ± 1℃），湿度（50 ± 5%），12時間の明暗サイクルで管理された動物室で飼育した。離乳前のすべての仔ラットはコントロール群の平均摂食量と同量摂取とし，実験2において離乳後は自由摂取とした。蒸留水は自由摂取とした。すべての動物は「実験動物の飼養および保管に関する基準」（昭和55年3月総理府告示第6号）に従い取り扱った。

動物実験の場合、動物の扱いが不当でないことを示す必要がある。

**2) 飼料と成分**

実験の対象についての説明

妊娠ラットは購入後ただちにゲニステインレベル 0g/kg diet（コントロール食），または 0.5g/kg diet の飼料を摂取させた。飼料は AIN-93G を基本とし，大豆油をコーン油に変えた[15]。飼料組成は Table 1 に示した。すべての飼料成分は，オリエンタル酵母工業㈱から購入した。実験に用いたゲニステインは高速液体クロマトグラフ法（HPLC）で測定したところ，純度 94.85%（フジッコ㈱）であった。

（Table 1　略）

**3) 実験デザイン**

**実験1**：妊娠・授乳期にラットにゲニステイン投与を行い，その投与時期による乳仔と母親での骨に対する影響を観察した。妊娠ラット16匹は，コントロール群，妊娠期のみのゲニステイン投与群（P-G群），授乳期投与群（L-G群），妊娠期授乳期投与群（PL-G群）の4群に体重が均一となるように4匹ずつ割り当てた。出産日に仔ラットの数をそれぞれの親に対し雌6匹，雄6匹の計12匹とし，各群合計48匹にそろえた。母親ラットはペアフェッドとし，出産後12日目までは各群はそれぞれの飼料を摂取していたが，13日目からすべての群の飼料をコントロール食に変えた。仔ラットは生後5，15，22日目に母親ラット1匹につき雌2匹，雄2匹（各群雌8匹，雄8匹，各群合計16匹）を，出産後22日目の離乳日に母親を，それぞれジエチルエーテル麻酔下で解剖し，左右大腿骨を摘出した。大腿骨に付着した筋肉および軟骨を完全に除去し，長さを測定後，左大腿骨は－40℃で，右大腿骨は骨密度測定に使用するまで70%エタノール溶液中で保存した。

**実験2**：（略）

実験の方法についての説明

**4) 測定法**

左大腿骨乾燥重量は，凍結乾燥法により水分を除いて求めた。右大腿骨は60℃で8時間乾燥させた後，二重エネルギーX線吸収法（Dual energy X-ray absorptiometry: DXA,model DCS-600R; ALOKA ㈱）で骨密度を測定した。乾燥重量測定後の左大腿骨を550℃，12時間乾式灰化させ，灰分量を測定した。左大腿骨カルシウム含量の測定は乾式灰化後，島津原子吸光光度計（Spectr AA 220 FS, version 2.10 FS, ㈱島津製作所）を用いて測定した。試薬はすべて原子吸光および精密分析用（和光純薬工業㈱）を用

データ処理方法の説明

**5) 統計処理**

すべての総計分析は Statistica software（version 99J, 1990, スタットソフト ジャパン㈱）で行った。得られた実験結果はすべて平均±標準偏差で示した。実験1においては一元配置の分散分析（ANOVA）を用いて差を検定した。ANOVA が統計的な差を示した場合は Duncan's の多量比較を用いて有意差検定を行った。実験2においては雌雄に分け，Student's の *t*-test により検定した。なお，有意水準は $p<0.05$ とした。

**2．実験結果**

得られたデータ（結果）を整理して示す。

**実験1**

**1) 母親ラットの飼料摂取量**（略）

2) 骨形成への影響

実験1では妊娠・離乳期の母親ラットにゲニステインを投与した時の骨に対する影響を乳仔と母親について観察した。生後5日目，15日目，22日目の仔ラットの体重及び大腿骨への影響を Table 3, Table 4, Table 5 に示した。

(Table3, Table4, Table5　略)

生後5日目（Table3）の雄ではコントロール群と比較し骨の長さで P-G 群，L-G 群が高値を示し（$p<0.01$），灰分量では L-G 群が高値を示した（$p<0.05$）。カルシウム含量においては PL-G 群で低値を示した（$p<0.05$）。しかし，骨乾燥重量，ミネラル含量において差はみられなかった。生後5日目の雌ではコントロール群と比較し，PL-G 群の骨の長さが高値を示した（$p<0.01$）。しかし，骨乾燥重量，灰分量，ミネラル含量，カルシウム含量において差はみられなかった。

生後15日目（Table4）の雄では……（略）

生後22日目（Table5）の雄では……（略）

離乳が終了した出産後22日目の母親ラットの体重，大腿骨へのゲニステイン投与の影響を Table6 に示した。(Table6　略）骨の長さにおいてゲニステイン投与群間では差が見られたが（$p<0.01$），コントロール群とゲニステイン投与群との比較では差はみられなかった。カルシウム含量では，コントロール群と比較し，妊娠期にゲニステイン投与を行った P-G 群，PL-G 群で高値を示したが（$p<0.05$），L-G 群では差はなかった。骨乾燥重量，灰分量，ミネラル含量，骨密度において変化はみられなかった。

実験2

1) 骨形成への影響（略）

その結果からわかること、
結果の原因を分析する。

3．考察

（略）

本実験において，妊娠期投与によりその仔ラットの出生直後は，骨形成にやや効果が観察された。しかし，一時的で22日目においてはほとんど影響がなく，生後75日目でもほとんど影響は残っていなかった。ゲニステインはエストロゲンレセプター$\alpha$，$\beta$に対し，アゴニスト，アンタゴニスト活性の両方を示すことが報告されているが[4]，感受性が高い胎児期・乳児期に高濃度のイソフラボンに曝露された場合，ゲニステインがアンタゴニストとして作用するか，アゴニストとして作用するかは不明である。実際，母親ラットの飼料に高濃度のゲニステインを混入した時，仔ラットの成長抑制が観察されたことが報告されている[17]。

ゲニステインは骨芽細胞の骨形成を刺激し，破骨細胞活性を抑制し，骨吸収を減少させることが報告されている[18]。しかし，Jones らは内因性エストロゲンが低レベルの[illegible]春期の男子学生にイソフラボンを錠剤として[illegible]/day 摂取させたところ，骨のターンオーバー[illegible]響がないことを示した[19]。本実験においても，胎児期・乳児期における母親ラットを介するゲニステイン投与が乳仔ラットの大腿骨骨形成に対して強い影響をおよぼすことはないことを示唆している。すなわち，成長後での動物[20,21]や人間[22]の骨形成に対して観察されるようなゲニステインのポジティブな影響は，本実験のように胎児期や[illegible]期投与では観察されなかった。

結果からわかること

結果からわかること

他方，実験1において，離乳が終了した出産後22日目の母親ではコントロール群と比較し，妊娠期にゲニステイン投与を行った P-G 群，PL-G 群で骨のカルシウム含量の有意な増加が観察された。授乳期間では母乳産生のためにカルシウムが供給されるので，授乳している母親のカルシウム恒常性に対してストレスがかかっている。VanHouten らは非妊娠マウスと妊娠マウスとを比較し，授乳期間中マウスの大腿骨骨密度が20～30%低下していることを報告した[23]。今回の実験結果ではカルシウム含量のみではあるが，ゲニステインが母親の骨形成に対して有効に作用したことが考えられる。

結果の原因

（以下，略）

p.181 引用論文④より

# 10 「結論」の書き方

「結論」では、序論で提示した「問い」に対する「答え」を明示し、評価しよう！

**結論の役割**

- ◆ 取り組んだ課題に対する「答え」を示す。
- ◆ 「答え」（＝新知見）を評価する。

**結論に書くべきこと**

- 研究目的の再確認
  研究行動のふり返り
- 課題に対する「答え」の提示

（ここまで：レポート）

- 「答え」（新知見）の評価
- 今後の課題・可能性

（ここまで：論文）

**次の研究へつなげる！**

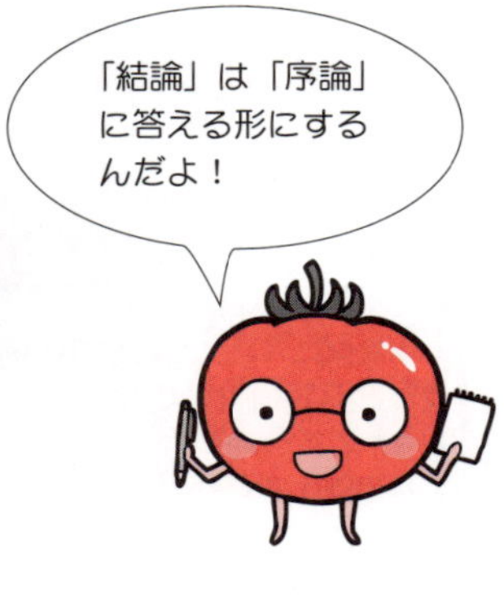

### 「問い」に対する「答え」を明確に示す

「結論」は、**「序論」に答える**形になっていなければならない。

まず、「序論」でも述べた「研究行動」をふり返り、この論文における**研究が何を目的としてどのように行われたのか**を簡潔に述べる。

次に、「考察」のパートで書いた、それぞれの「結果」から明らかになったことを総合し、「序論」で述べた「**この研究で解決すべき課題（問い）」に対する「答え**」を明確に示す。

### 「答え」（＝新知見）を評価し、次の研究につなげる

「問い」に対する「答え」を出すところまでは、レポートと同じだが、ここからがレポートにはない、論文ならではの部分となる。

卒論で提示された「答え」は、レポートのような予想された「答え」ではなく、「**新知見**」である。この「新知見」を得た研究成果をしっかりと**評価する**ことを忘れてはならない。

最後に、**残された課題**や、**今後の研究の発展の可能性**に言及してしめくくろう。卒業研究が、次の研究につながる、発展性のあるものであることが示されれば、論文の価値がいっそう高まることになる。

**「結論」のパートでよく使われる表現**

- （以上／本研究では）、〔研究課題〕を明らかにするために、
  〔研究方法〕（を用い／により）、〔研究内容〕を（検討した／行った）。
- 本研究では、（～を／～について）～した結果、〔結果〕（を明らかにした／という結論を得た）。
- 本研究では、以下の点が明らかになった。　→箇条書きが続く。
- 〔結果〕は、～という点で（重要／有意義）なものである。
- 本稿では〔残された課題〕については（言及／解明する）ことができなかった。
- （なお／ただし）、〔残された課題〕（については今後検討が必要である／が今後の課題として残されている）。

（参考）p.179 文献 5

Sample

# 「結論」例①

「結論」では、序論の「問い」の「答え」を、「研究行動」をふり返りながら示す。

**序論（緒言）**

………………………………………………………………

………………………（略）………………………

この実験の目的は大豆イソフラボン，特にゲニステイン摂取による母親，乳仔の骨形成への影響を観察することである。そこで以下の実験を行った。

1）母親ラットの飼料摂取によるゲニステインレベルを0.5g/kg diet とし，離乳前までの仔ラットの骨形成に焦点をあてた。ゲニステイン投与時期を妊娠期のみ，授乳期のみ，妊娠期および授乳期の連続投与の 3 つに分け，それらの骨形成への影響を比較検討した。

2）1）と同レベルでの母親ラットへのゲニステイン投与による，仔ラットでの離乳以降での長期にわたる骨形成への影響を観察した。

目的（問い）

研究行動の概要

**結論（まとめ）**

胎児期，乳児期に母親を介してゲニステインを摂取した乳仔の骨形成について，ラットを用いて検討した。実験 1 において妊娠期，授乳期，妊娠期および授乳期とゲニステイン投与時期の異なる母親ラットから生まれた乳仔ラットについて，大腿骨の長さ，乾燥重量，灰分量，ミネラル含量，カルシウム含量，骨密度を測定しゲニステインの骨形成への影響を観察した。また，離乳日の母親ラットの大腿骨についても同様の測定を行った。実験 2 においては仔ラットの成長後の骨形成への影響を観察した。

答 え

1. 実験 1 において…………（以下，略）……………………
………………………………………………

2. ………………………………………………………

p.181 引用論文④より

Sample

# 「結論」例②

「結論」では「新知見」の評価と今後の課題も述べる。

**序論（緒言）**

……………………………………………………………………………………

……………………………（略）……………………………

本研究は，学童期の子どもと親を対象として煮干しだしと風味調味料だしの官能評価を実施し，だしの好みとだしのうま味の評価との関係について実態把握することを目的とした。併せて，食経験が好みに与える影響について検討し，さまざまな味を認識させる味覚教育[10]への展開についての可能性を考察した。

目的（問い）

研究行動の概要

**結論（まとめ）**

学童期の子どもと親を対象として，一定の塩分濃度に調製した煮干しだしと風味調味料だしの官能評価を実施し，だしの好みとうま味の評価との関係について実態を把握した。

答　え

親と子どもを，「煮干しだし好きの群」（親:42%，子ども:9%），「風味調味料だし好きの群」（親:44%，子ども:39%），「どちらでもない群」（親:14%，子ども:52%）に分類した。「煮干しだし好きの群」の親と子どもは，煮干しだしと風味調味料だしの両方のだしのうま味を同じ強さで評価した。「風味調味料だし好きの群」の親と子どもは、煮干しだしよりも風味調味料だしのうま味を強く評価した。「どちらでもない群」の子どもは，両方のだしが嫌いであり，両方のだしのうま味を弱く評価した。

答え（新知見）の評価

本研究の結果から，だしの好みの違いにより，うま味の知覚が異なることが示唆された。子どもには「天然だし」を経験させ，「天然だし」のうま味に対する認識を高める教育を行う必要があると考えられた。

今後の課題

p.181 引用論文⑤より

# 11 「謝辞」「参考文献」の書き方

本文のあとで、研究や論文執筆に力を貸してくれた人たちに対する謝意を示そう！

**謝辞の役割**

◆ 研究協力者への謝意を表す。

**謝辞を書くときのポイント**

◆ 研究のどの部分、何に対する協力についての謝辞なのかを明示する。
◆ 本文とは異なり、「敬体（です・ます体）」を用いてもよい。
◆ 文章には「敬語」を使用し、協力者名には「敬称」を付ける。

| 指導教員には | 先輩・友人・後輩には | 外部の人には |
|---|---|---|
| ○○△△ 教授<br>准教授<br>講師<br>助手 | ○○△△ 氏<br>先輩<br>さん<br>君 | ○○△△ 氏<br>先生<br>博士 |

**参考文献の役割**

◆ 引用文献の出典を明らかにする。
◆ 読み手が、引用文献を探せるようにする。
◆ 文献の著者に、引用させてもらったことへの謝意を表す。

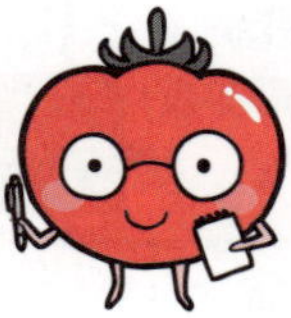

書き方については、下記のページを見よう！
p.46～47「『参考文献』の書き方」
p.166～167「『参考文献』の書式についての規定」

## 最後に謝意を表す

卒論は、研究段階でも執筆段階でも、たくさんの人や先行研究などの力を借りてこそできあがったはずだ。そこで、本文を書き上げたあと、論文の最後に、「**謝辞**」と、参考にさせてもらった文献の出典を示す「**参考文献**」を載せて、協力者へ感謝の気持ちを示そう。

## 謝辞の例（一部 [redacted] で名前を伏せています）

本研究を実施するにあたり，MCAOの実験手技をご指導いただいた[redacted]株式会社 [redacted]博士ならびに[redacted]博士に深く感謝する。また，本研究は文部科学省科学研究費補助金「肥満および糖尿病による中枢性呼吸機能障害に関する基礎的研究」(課題番号：16790450）および「糖尿病による中枢神経障害の分子メカニズムと新規抗酸化食品の改善効果」(課題番号: 19590700）により実施された。

p.181 引用論文②より

本研究をすすめるにあたり，測定および調査にご協力くださいました[redacted]県自治体職員の皆様に御礼申し上げます。

なお，本研究は日本学術振興会特別研究員奨励費（大塚礼），文部科学省科学研究費補助金〔豊嶋英明：基盤研究(B)17390185, 玉腰浩司：基盤研究(C)18590594，八谷寛：若手研究(B)17790384〕の助成を受けて実施しております。

p.181 引用論文③より

本研究の調査にご協力いただきました，[redacted]県[redacted]市の小学校の先生方に感謝申し上げます。本研究を遂行するにあたり，ご指導・ご助言を賜りました，[redacted]大学，[redacted]先生に厚く御礼申し上げます。

本研究の一部は，日本栄養改善学会創立 50 周年・特定非営利活動法人設立記念，平成 18 年度特別研究の助成により行われました。

p.181 引用論文⑤より

### 「謝辞」のパートでよく使われる表現

◆ （おわりに／最後に／ここで） 本研究 （を行うにあたり／を進めるにあたり／の実施に際し）、〔研究の部分〕において （貴重な／有益な／多大な／甚大な／適切な／熱心な） （ご協力／ご助言／ご指導／ご教示／ご意見／ご支援）

を （いただいた／賜った／くださった） 〔協力者〕に （（心より／厚く） 御礼／（心より／深く） 感謝） 申し上げます。

（感謝の意／謝意） を表します。

（参考） p.178 文献 2

# Tool 「参考文献」の書式についての規定

## 『栄養学雑誌』投稿規定（平成 22 年 8 月 21 日改定版）より

引用文献の記載は，下記のようにIndex Medicusに従い，欧文雑誌名は略記し，イタリック表記とする。和文雑誌名は略記しない。

① **【雑誌】著者名（和文はフルネームで，欧文は姓のみをフルスペル，その他はイニシャルのみで，3 名まで記し，それ以上の場合は，「，他」「，et al.」を用いて略記する）：論文標題，雑誌名，巻数，初頁 - 終頁（発行年）**

（和）金田芙美，菅野幸子，佐野文美，他：我が国の子どもにおける「やせ」の現状：系統的レビュー．栄養学雑誌，62，347-360（2004）

（洋）Rosell, M.S., Hellenius, M.L.B., de Faire, U.H., et al.: Associations between diet and the metabolic syndrome vary with the validity of dietary intake data, *Am. J. Clin. Nutr.*, **78**, 84-90（2003）

② **【単行本（報告書も含む）】著者名：論文標題，書名，（編者），pp. 初頁 - 終頁（発行年），出版社，所在地**

（和）健康・栄養情報研究会編：厚生労働省平成 16 年国民健康・栄養調査報告，p.90（2006）第一出版，東京

（洋）WHO: The World Health Report 2002: Reducing Risks, Promoting Healthy Life（2002）WHO, Geneva

③ **【翻訳本】著者名： 原著名 / 訳者名，書名，pp. 初頁 - 終頁（発行年）出版社，所在地**

Willet, W.: Nutritional Epidemiology, 2nd ed./ 田中平三監訳，食事調査のすべて－栄養疫学－（第 2 版），pp.93-98（2003）第一出版，東京

④ **【インターネット上の文献】著者名*： 表題名*，URL，（アクセス日*）**

文部科学省，厚生労働省：疫学研究に関する倫理指針，http://www.mhlw.go.jp/general/seido/kousei/i-kenkyu/ekigaku/sankousiryo19kaisei.html（2008 年 12 月 20 日） 注*：明らかな場合。

## 『日本栄養・食糧学会誌』投稿規定（平成 22 年 6 月 1 日改訂版）より

引用文献の記載は下記のように Index Medicus に従い，雑誌は，著者名，（年号），論文表題，雑誌名，巻，ページ（最初と最後）とし，単行本等は，著者名，（年号），論文表題，書名，（編者），（巻），ページ（最初と最後），出版社，出版都市とする。雑誌名の略記は，外国誌は Index Medicus による。欧文雑誌名はイタリックの指定をする。和文誌名は略記しない。

1）Kashimura J, Kimura M, Itokawa Y（1996）The effect of isomaltulose-based oligomers feeding and calcium deficiency on mineral retention in rats. *J Nutr Sci Vitaminol* **42**: 69-76.

2）Levin MS（1994）Intestinal absorption and metabolism of vitamin A. In : Physiology of the Gastrointestinal Tract（Johnson LR, Aplers DH, Christensen J, Jacobson ED, Walsh JH, eds）, Vol.2, p 1957-78. Raven Press, New York.

3）栄養一郎，食糧太郎，南 英子（1996）ラットのカルシウム代謝に及ぼす食餌脂質の影響．日本栄養・食糧学会誌 **88**, 235-42.

4）食糧太郎，南 英子，栄養一郎（1996）カルシウム代謝制御の分子機構：骨粗鬆症と栄養，第 2 版，（米野良江，麦山秀夫編）第 3 巻，p.344-6．栄食出版社，東京.

5）魚住好子（1997）現代栄養・食糧学，p.123-6．栄食出版，京都.

『栄養学雑誌』や『日本栄養・食糧学会誌』など、大学図書館にある栄養学関係の雑誌論文は、「参考文献」の書式だけでなく、表題の付け方、要旨の書き方、論文の章立てのしかた、項目名の付け方など、論文の書き方全般においてとても参考になるよ！

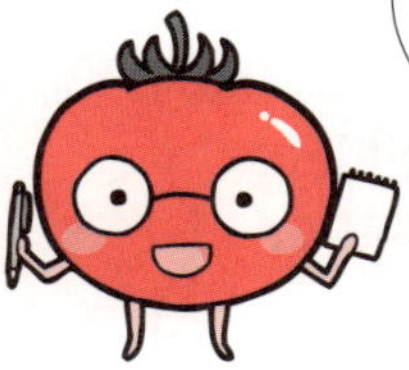

# 12 卒論表現術① 事実と意見の区別

レポートや論文では、「事実」と「意見」を区別する。特に「引用」する場合は注意しよう！

## 事実と意見の区別／自他の区別

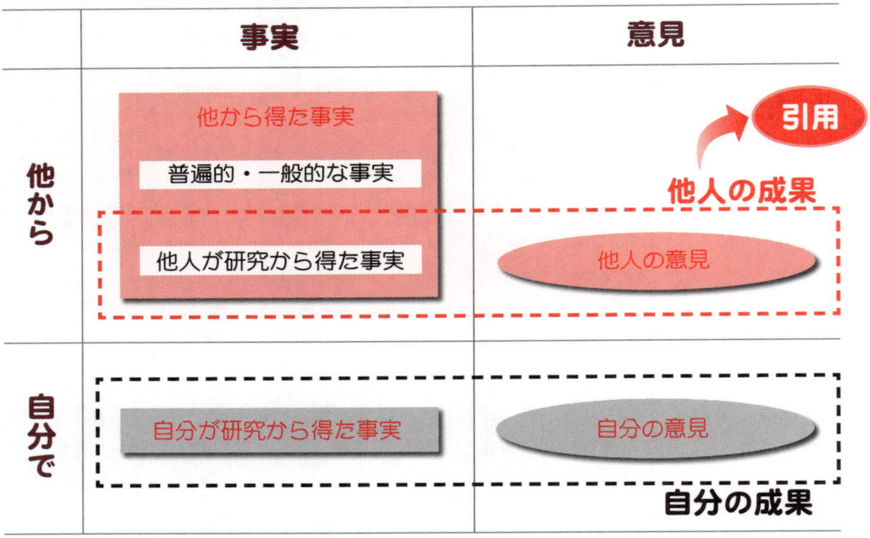

事実
意見
他から
他から得た事実
普遍的・一般的な事実
他人が研究から得た事実
引用
他人の成果
他人の意見
自分で
自分が研究から得た事実
自分の意見
自分の成果


## 引用する場合の注意

引用であることを明示する

正確に引用する

＋

論文Xの中で紹介されている論文Yを引用する場合は、そのまま引用する（＝「孫引き」する）のではなく、自分自身で論文Yを読んで引用するようにする。

孫引き厳禁！

## 「事実」なのか「意見」なのか

レポートや論文は、「問い」に対する「**答え**」**である**「**意見**（**主張**）」と、「**根拠**」**となる**「**客観的事実**」からなる。「事実」と「意見」はきちんと区別しなければならない。特に、「意見」の場合には、それが自分の意見なのか、他人の意見なのかをしっかりと区別し、明記する必要がある（下記「意見を表す表現」参照）。

「事実」についても、① 普遍的・一般的な事実か、② 他人が研究によって明らかにした事実か、③ 自分が研究によって明らかにした事実か、きちんと区別して示そう。

## 「他人の成果」については「引用」であることを明示する

特に、他人が明らかにした「事実」や他人の「意見」を取り上げる場合は、それが「**他人の成果**」**であること＝引用であること**を明示する必要がある。これを怠ったり、「自分の成果」のように書いたりすると、『剽窃《ひょうせつ》』（どろぼう）を行ったことになり、罪を犯したことになってしまうので、くれぐれも注意しよう。（具体的な引用のしかたは、p.173「本文中での引用のしかた」参照）

### 意見を表す（事実と区別する）表現

**【自分の意見の場合】**

- ◆〔意見〕と（考えられる／示唆される／推察される／予想される／期待される）。
- ◆私は、〔意見〕と（考える／判断する／想定する／推察する／推測する／予想する）。

**【他人の意見の場合】**

- ◆〔意見〕が（述べら／指摘さ／分析さ／考察さ／報告さ／示唆さ）れている。
- ◆〔他人の論文〕は、〔意見〕と（述べ／指摘し／分析し／考察し／報告し／示唆し）ている。
- ◆〔他人の論文〕に（よると／よれば）、〔意見〕ということである。

（参考）p.179 文献 5

Sample

# 事実と意見の区別

文末表現を使い分け、事実と意見を区別する。

タモギタケエキスの保湿作用，アトピー性皮膚炎に対する作用について，低ミネラル飼料飼育の HR-1 ヘアレスマウスを用いて，皮膚水分蒸散量（TEWL），掻痒行動回数，皮膚の肉眼的および病理組織学的検査を指標に検討を行った。

自分が得た事実

無処置群（普通飼料摂取）と比較して，対照群（特殊飼料摂取）では，TEWL が経時的に増加し，徐々に皮膚保湿機能が低下することが確認された。肉眼的にはしわの増加が観察され，病理組織学的観察では，表皮肥厚，角化亢進および真皮に細胞浸潤の所見が認められた。特殊飼料摂取開始 6 週間目では，掻痒回数の増加が認められた。

自分の意見

これらの所見は，いずれもアトピー性皮膚炎患者の症状および組織像と類似している。また，脾臓重量の増加も認められた。この結果から，アトピー性皮膚炎様所見の発現に免疫学的機序が関与していることが示唆される。

自分が得た事実

タモギタケエキスは，特殊飼料摂取により HR-1 マウスに認められるアトピー性皮膚炎様所見に対して，改善する効果を示した。すなわち，タモギタケエキス 0.01 および 0.1%群では，ともに特殊飼料摂取開始 3 週間目までは，TEWL の増加に対し改善効果は認められなかったが，4 週間目以降は，増加した TEWL を減少させた。摂取開始 6 週間目に実施した諸検査の結果では，掻痒回数の増加抑制が認められ，病理組織学的所見では，表皮肥厚および真皮の細胞浸潤が対照群に比較して軽度に抑制され，好酸球の浸潤は認められなかった。

他人の意見

米糠由来のグルコシルセラミドをヒトに経口摂取した場合，4 週間の摂取で表皮セラミド含量は，摂取開始前と比較して有意に増加し，水分蒸散量，保湿性，かさつき，しわが改善すること，その機序として，セラミド 1，セラミド 3，セラミド 5 の産生が摂取開始 2 週間目以降で促進されていることが報告されている[10]。また，マウスにグルコシルセラミドを5週間投与させた実験で，皮膚水分蒸散量が対照群に比較して有意に低値を示したことが報告されている[9]。今回，皮膚水分蒸散量は，タモギタケエキス摂取開始3週間目までは対照群と同様に推移し，4週間目以降で改善作用が認められた。この改善作用は，タモギタケエキス摂取により，HR-1マウスの皮膚セラミド産生が改善されたことに起因した結果であると予想される。すなわち，特殊飼料摂取により，HR-1マウスでは，セラミドを含む皮膚脂質の含量および組成に異常が生じ，水分の保湿機能が低下すると考えられる。このことにより外部抗原が侵入しやすい状況となり，免疫反応の活性化とともにアトピー様症状が発症し，掻痒行動の増加による皮膚炎症とそれに続く皮膚肥厚，角化亢進が引き起こされていると考えられる。タモギタケエキスの混餌投与は，皮膚におけるセラミド含量および組成を正常に近づけ，対照群で認められた症状の発症を防ぐ作用を示したことが期待される。今後詳細な表皮脂質組成の分析が必要である。

さらに，タモギタケエキス摂取により，脾臓重量の増加抑制が認められた。低ミネラル飼料で飼育したHR-1マウスでは，免疫バランスがTh2優位にシフトしていることが示唆されている[8]。対照群で認められた脾臓重量の増加については，免疫バランスの変化に起因した結果とも考えられ，タモギタケエキス摂取により，免疫バランスのシフトが抑制されたことが示唆される。今後，免疫学的な解析が期待される。

以上の結果より，タモギタケエキスは，皮膚の保湿作用や抗アトピー効果があり，皮膚機能改善に有用な食品であることが示された。

自分が得た事実

自分の意見

他人の意見

自分の意見

自分が得た事実

p.181 引用論文①の「考察」部分より

# Sample　他人の成果と自分の成果の区別

文末表現のほか、主語や引用文献によって区別する。

一般的な事実

他人の成果

自分の成果

一般的な事実

他人の成果

一般的な事実

他人の成果

自分の成果

タモギタケは，主に，北海道および東北地方に天然分布しており，初夏から秋にかけてニレ類を主とする広葉樹の伐根や倒木から発生するヒラタケ科に属する食用きのこである。タモギタケの人工栽培技術の確立により，旨みや健康成分を豊富に含む機能性の高いタモギタケ原菌の開発に成功し，現在は，タモギタケの熱水抽出エキスが，健康食品として広く利用されている。このタモギタケ熱水抽出エキスには，抗腫瘍作用[1]，血糖上昇抑制作用[2]，血圧低下作用[3]が認められ，再発性犬濃皮症に対し，タモギタケエキスの併用が奏功した例が報告されている[4]。また，われわれは，タモギタケからグルコシルセラミド（スフィンゴ脂質）の抽出を試み，米糠やトウモロコシとは異なる構造を有するグルコシルセラミドが高収量で抽出される方法を確立した。

アトピー性皮膚炎は，近年患者数が増加し，さらに，成人の罹患者も含まれ，重症例も多く報告されている。アトピー性皮膚炎は，掻痒を主症状とし，血中総 IgE レベルの上昇がみられ，皮膚所見としては，表皮肥厚，真皮への炎症細胞の浸潤が認められている。さらに，皮膚のセラミド含量が低下しているという報告もある[5]。アトピー性皮膚炎の動物モデルとしては，NC マウスが知られている。皮膚炎を発症した NC マウスでは，表皮肥厚がみられ，保湿能の低下，皮膚セラミド含量の低下が認められ，セラミドの構成成分が変化することが知られている[6]。一方，HR-1 ヘアレスマウスを低ミネラル飼料を用いて飼育すると，掻痒回数の増加，血中総 IgE レベルの上昇，皮膚保湿能の低下，表皮肥厚，真皮への炎症細胞の浸潤など，アトピー性皮膚炎様の症状を発現する[7]。さらに，皮膚の CD4＋細胞の増加が認められ，免疫バランスが Th2 優位にシフトしていることが示唆されている[8]。

コンニャク由来のセラミドを NC マウスに混餌投与した実験で，血中総 IgE レベルの上昇が抑制され，ヒトでの摂取試験では，皮膚保湿能が向上したことが報告されている[9]。しかしながら，タモギタケ由来のセラミドについての報告がないため，今回，グルコシルセラミドを高濃度含有するタモギタケエキスの機能性について，低ミネラル飼料飼育の HR-1 ヘアレスマウスを用いて，皮膚水分蒸散量（TEWL），掻痒行動回数，皮膚の肉眼的および病理組織学的検査を指標に，保湿作用，アトピー性皮膚炎に対する作用について検討を行った。

p.181 引用論文①の「序論」部分より

Tool

# 本文中での引用のしかた

## 「どの論文からの引用か」を示す

### ① 著者名＋出版年　→卒業論文に多い

- 引用箇所の直後に（　　）でくくって入れることが多い。

【例】「文献を引用したり、何らかの文献を参考にして書いたりした場合は、引用であることを必ず明示しないといけない」（酒井 2007）

### ② 文献番号　→研究論文に多い

- 引用箇所の直後に、小さな文字で番号を入れることが多い。。

【例】酒井は、「文献を引用したり、何らかの文献を参考にして書いたりした場合は、引用であることを必ず明示しないといけない」と述べている[1)]。

## 「どこからどこまでが引用部分か」を明確にする

### ① 直接的な引用：「　」で原文をそのまま引用する場合

- 「　」内は、原文どおり書き、決して変更を加えてはならない。
- 引用文が長い場合は１行空け、行の先頭を１～２字文下げて書く。この場合、「　」は必要ない。
- 途中を省略する場合は、（中略）と示す。
- 引用者が「　」内に下線を付ける場合は、そのことを断る。

【例１】酒井（2007）では、「文献を引用したり、何らかの文献を参考にして書いたりした場合は、引用であることを必ず明示しないといけない」と述べている。
【例２】「文献を引用したり、……（中略）……した場合は、<u>引用であることを必ず明示しないといけない</u>（下線は筆者）」（酒井 2007）と述べられている。

### ② 間接的な引用：引用者が原文の内容を要約して示す場合

- 文献番号を示して、その文献を参考にしたことを表明する場合もある（例２）。

【例１】酒井（2007）は、文献を引用・参照する場合はその明示が必要だと述べている。
【例２】文献を引用・参照する場合はその明示が必要だ[1)]。

上の２つのことをきちんと表示することが重要だよ！

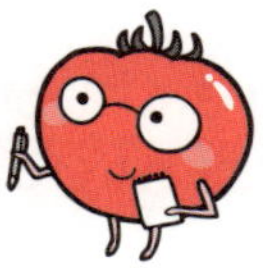

⑤ 卒業論文術

# 13 卒論表現術② 図表の利用

データをわかりやすく示すために、図表をうまく使いこなそう！

**図表の役割**
◆ データをわかりやすく提示する。

**図表作成のポイント**
◆ 本文を読まなくても、図表とその説明文だけで理解できるようにつくる。

図表には、図ごと、表ごとに、「番号・タイトル・説明文」を付ける。

### 図（グラフ）の場合

- **図番号・タイトル・説明文**：図の下
- **横軸**：独立変数　**縦軸**：従属変数
  （一般的な場合）
- **軸の名称**：軸に平行に
  ＊横軸は左から右へ横書き
  ＊縦軸は下から上へ横書き
- **軸の単位**：軸の後ろに（　）に入れて書く
- **縦横比**＝２：３くらいが適当
- **単位**を記入し忘れないこと

### 表の場合

- **表番号・タイトル・説明文**：表の上
- **罫線**はできるだけ少なくする
  ＊縦の区切り線は通常書かない
  （両端の縦線もないほうがよい）
  ＊横の線も必要最小限にする
- **横軸**：独立変数　**縦軸**：従属変数
  （一般的な場合）
- 数値は「**有効数字**」とし、**単位**を明確にする

## 図表を効果的に使ってデータをわかりやすく示す

実験や調査のデータを示すとき、数値をただ本文中に並べるだけでなく、図表を使うと、数値の比較がしやすくなったり、推移がわかりやすくなったりして、論文に書かれているデータの説明や分析が理解しやすくなる。図表を有効に使うことが大切だ。

### 図表の例

表は、番号、タイトル、説明文を、表の上に書く。

表 1　特殊飼料と普通飼料のミネラル含量の比較

| ミネラル | 含量（/1 kg）<br>特殊飼料<br>（HR-AD） | <br>普通飼料<br>（ラボ MR ストック） |
|---|---|---|
| カルシウム | 0.89% | 1.03% |
| リン | 0.62% | 0.83% |
| マンガン | 79.2 mg | 104.2 mg |
| 亜鉛 | 113.5 mg | 90.8 mg |
| 鉄 | 277.4 mg | 213.7 mg |
| 銅 | 21.4 mg | 14.5 mg |
| コバルト | 0.002 mg | 0.03 mg |
| ヨウ素 | 1.26 mg | 1.57 mg |
| ナトリウム | 0.20% | 0.30% |
| 塩素 | 0.35% | 0.42% |
| セレニウム | 0.00% | 0.15 mg |
| マグネシウム | 0.02% | 0.27% |
| カリウム | 0.43% | 0.95% |

罫線は、できるだけ少なく！
縦の区切り線は不要！

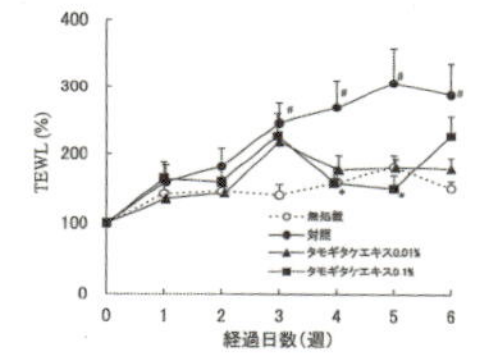


図 1　タモギタケエキスの HR-1 マウスの皮膚蒸散量（TEWL）に対する作用
特殊飼料で飼育した HR-1 マウスの背部皮膚の皮膚蒸散量（TEWL）の推移。特殊飼料摂取開始前値に対する割合を示す。それぞれの数値は 8 例の平均値±標準誤差を表す。$^{*}p<0.05$, Dunnett test *vs* 対照，$^{\#}p<0.05$, *t*-test *vs* 無処置。

図（グラフ）は、番号、タイトル、説明文を、図の下に書く。

横軸は、軸に平行に、左から右へ横書きに書く。

縦軸は、軸に平行に、下から上へ横書きで書く。

数値は、有効数字で、単位を明確に！

表 3　タモギタケエキスの HR-1 マウスの体重および摂餌量

| 群 | 体重<br>（増加量，g） | 摂餌量<br>（g/42 days） |
|---|---|---|
| 無処置 | 13.7±0.8 | 230.7±6.3 |
| 対照 | 12.3±0.9 | 204.5±7.8 # |
| タモギタケエキス 0.01% | 12.1±0.5 | 204.6±5.0 |
| タモギタケエキス 0.1% | 13.0±0.8 | 183.8±6.6 |

$^{\#}p<0.05$, *t*-test *vs* 無処置。

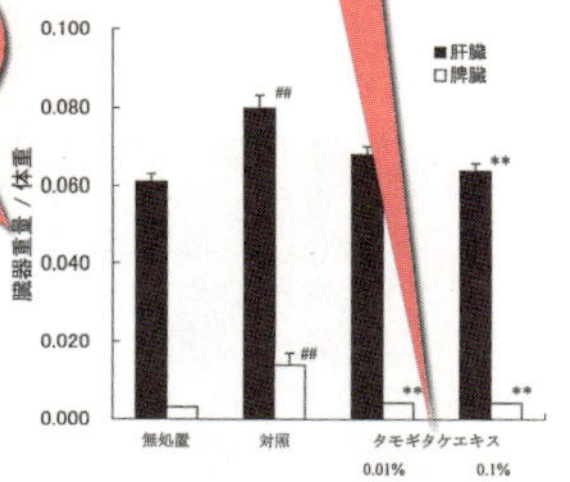


図 3　タモギタケエキスの HR-1 マウスの臓器重量に対する作用
特殊飼料で 6 週間飼育した HR-1 マウスの肝臓および脾臓重量。それぞれ体重比重量を示した。それぞれの数値は 8 例の平均値±標準誤差を表す。$^{**}p<0.01$, Dunnett test *vs* 対照，$^{\#\#}p<0.01$, *t*-test *vs* 無処置。

図表はすべて p.181 引用論文①より

Tool

# 図表の説明でよく使われる表現

## 数値の大きさを示す

◆ A（の値）はXである。

◆ A（の値）はX（を超えている<br>以上である）。

◆ A（の値）はX（に達しない<br>に及ばない<br>に満たない<br>未満である<br>以下である）。

## 数値の大きさを評価する

◆ AはXに（すぎない<br>とどまる）。

◆ AはわずかXである。

◆ AはXに（達する<br>およぶ）。

◆ AはXを（占める<br>占めている）。

◆ AはXと（高い<br>低い）。

◆ AはXと（高値<br>低値）を（示している<br>示した）。

## データの近似を示す

◆ AとBは（ほぼ）（等しい<br>同じである<br>一致している）。

◆ AとBは近似している。

◆ AとB（との間）に（は）（（大きな）差は<br>有意（な）差は）（ない<br>見られない<br>認められない）。

## データの相違を示す

◆ AとBは（わずかに<br>大きく）（異なる<br>異なっている）。

◆ AとBには（（わずかな<br>大きな<br>著しい<br>顕著な）（違い<br>差<br>相違）<br>有意（な）差）が（ある<br>見られる<br>認められる）。

## データの比較を示す

◆ A（は<br>のほうが）B（より<br>に比べ（て）<br>と比較し（て））（高い<br>低い）。

◆ AはXを（上回っている<br>下回っている）。

## 順位を示す

◆ ～の中（で）最も（高い／低い／大きい／小さい）のはAである。

◆ Aが～の中（で）最も（高い／低い／大きい／小さい）。

## 変化を示す

◆ Aは（わずかに／大きく／著しく／顕著に／有意に）（増加／減少／上昇／低下）（している／した）。

◆ Aは（わずかな／大きな／著しい／顕著な／有意な）（増加／減少／上昇／低下）を示している。

◆ Aには（わずかな／大きな／著しい／顕著な／有意な）（増加／減少／上昇／低下）が（見られる／認められる）。

◆ Aは（ゆるやかに／徐々に／急激に／急速に／有意に）（増加／減少／上昇／低下）（している／した）。

◆ Aは（極大値／極小値）を示している。

## 変化がないことを示す

◆ Aに（大きな）変化は（見られない／認められない）。

◆ Aは（大きな）変化を示さなかった。

◆ Aは（ほぼ）一定である。

## 変化の傾向を示す

◆ Aは（増加／減少／上昇／低下）傾向（にある／を示している）。

◆ Aには（増加／減少／上昇／低下）傾向が（見られる／認められる）。

◆ Aは（増加／減少／上昇／低下）（する一方である／の一途をたどっている）。

（参考）p.179 文献 5

# 参考図書紹介

## 1 『これからレポート・卒論を書く若者のために』
酒井聡樹著（2007年、共立出版）

第2章でも紹介した本であるが、第1部ではまず、レポートと論文の違いが明確に示される。「レポート」に求められる、① 何らかの学術的問題を提起している、② それに対する解答をもっている、ということに加えて、「卒論」では、③ 未解決の問題に取り組んでいる、④ その問題の解決を多くの人が望んでいる、⑤ その問題の解決に何らかの新しい貢献をしようとしている、が加わること。また、「レポートを書く目的」である、① 問題に対して解答する能力を養う、② 問題提起する能力を養う、③ 取り組んだ問題に関する理解・知識・考えを深める、④ 学術論文やビジネス文書などを書くための文章力を養う、ということに加えて、「卒論」では、⑤ 未解決の問題の解決に何らかの新しい貢献をしようとする、⑥ あなたが知り得たことを形として残す、ということが加わることが示されている。

第2部は、著者も言うように、「レポート・卒論を書くために必要なことをすべて解説している」。第1章「テーマの決め方」、第2章「文献検索・実験・調査の進め方」、第3章「レポート・卒論の構成」、第4章「構想の練り方」、第5章「タイトルの付け方」に続き、第6章からは「序論」「本論」「結論」という卒論の構成とその内容が示され、卒業研究全般について、順を追って説明されている。

内容を押さえたあとの第3部では、よりわかりやすく表現するための技術が具体例を挙げながら紹介されており、まさに卒論を書くためのバイブルともいえる。卒論を書く学生のみなさんにはぜひ手元に置いておいてほしい本である。

## 2 『知的な科学・技術文章の書き方―実験リポート作成から学術論文構築まで』
中島利勝・塚本真也共著（1996年、コロナ社）

「科学者と技術者には、独創力とともに**熟達した科学・技術文章の作成能力が要求されている**（太字は著者）」という著者の考え方が、1章「知的な文章表現法」に顕著に表れている。2章「科学・技術論文の構成とその知的技法」ではその記述法まで問題にし、読者にとっていちばんわかりやすい究極の「知的な」文章をめざす一貫した態度に脱帽する。論文題目の選択法や、謝辞の書き方、箇条書きの活用など、筆者ならではの説明はみごとだ。図表の作成法（4章、5章）もたいへんためになる。最後の「科学・技術文章の最終チェックリスト」は、卒論を書き終わったあとのチェックに役立つだろう。この本は、研究者が読んでも非常に役に立つ本であり、大学生には少し難しいかもしれないが、研究者をめざす学生は学生のうちから読んでおいてほしい。

「日本工学教育協会賞（著作賞）」を受賞し、文部科学省特色ＧＰ採択教材にも選ばれた本でもある。

## 3 「栄養学を志す研究者のための論文の書き方・まとめ方」
「栄養学雑誌」編集委員会編（2003 年、第一出版）

栄養学の専門学術雑誌『栄養学雑誌』の編集委員会が、“栄養学分野の研究者だけを対象”に、投稿や論文のあり方を周知させるためにつくった本である。

「栄養学の研究や実践を中心とした考え方に立ったアプローチとなっており、研究の分野も実験、調査、疫学、臨床例の扱い方など、具体的なテーマが題材例としてまとめられているので、なじみやすい」と書いてあるように、「研究テーマの設定」、「文献の探し方と読み方」、「研究（調査・実験）のデザイン」、「データの集計と解析—統計処理—」、「論文の書き方・まとめ方」が、栄養学の研究を想定して書かれているので、「理工系全般」を対象にした本に比べ、論文を書くにあたってのイメージが湧きやすい。栄養学を専攻する学生はぜひ読んでほしい。

## 4 『科学レポート・論文の書き方』
松谷英明著（2007 年、ほんの森出版）

「本著は、理工系学生のためのレポート・論文作成能力養成をねらいとする『トレーニング・テキスト』です」と著者が言うように、第Ⅰ章から第Ⅲ章までの「解説」部分を学んでから第Ⅳ章で「練習」（実践）をする、という構成になっている。

理工系学生のレポート・論文に求められる力を「テクニカル・ライティングのテクニック」と「レポート・論文の型の修得」の２点と考え、「解説」部分は、第Ⅰ・Ⅱ章が「テクニカル・ライティング」、第Ⅲ章が「レポート・論文の型—構成と各パートの内容—」となっている。第Ⅱ章で、「パラグラフ・ライティング」をカード（メモ）を使って書くテクニックで身につけさせようという発想はすばらしい。

第Ⅲ章では、レポート・論文の構成が「表紙」から「付録」にいたるまで紹介されている。薄い本で説明はコンパクトだが、ポイントがきちんと押さえられ、わかりやすい。学生にとっては、読みやすく、理解しやすく、力をつけやすい本であろう。レポート・論文を書くにあたり、全体像をつかむのに最適の本である。

## 5 『留学生と日本人学生のためのレポート・論文表現ハンドブック』
二通信子・大島弥生・佐藤勢紀子・因京子・山本富美子著（2009 年、東京大学出版会）

３章からなり、Ⅰ章「レポート・論文を書く前に」では、①レポートや論文のタイプ、②テーマの設定のしかた、③全体のアウトラインの立て方について書いてある。レポート・論文の「序論」「本論」「結論」という構成に従い、各部分でどういうことを書くのかがわかりやすく説明されている。

それに加え、この本のいちばんの特徴である「そのときにどういう表現を使うのか」が、実際の論文の例を示しながら説明されている。初めて論文を書く人にとって、その独特の語彙や表現を使いこなすのは難しいことであろう。内容がいくらよくても表現がよくなければ論文の価値が下がりかねない。レポート・論文でよく使われる語彙、表現がほぼ網羅されたこの本は、救世主といえる。特に、研究者や研究職をめざす人は、この本でレポート・論文の表現を最初の段階からきちんと叩き込んでおくと、その後の研究生活が違ってくるであろう。

また、レポート・論文によく使われる表現が英語でも訳されているので英語で論文を書く際にもたいへん便利で、レポート・論文用の日本語の辞書としても使える。コラムで取り上げられている「文中での文献の引用のしかた」や「文献リストの記載方法」も役に立つ。研究者や研究職をめざす人には必携の本である。

## 6 『コメディカルのための論文の書き方の基礎知識』
日本病態栄養学会編（2010年、メディカルデビュー社）

医療現場で働いている栄養士・管理栄養士を想定したコメディカルが「臨床研究」を行い、その成果を論文の形にまとめるための本である。学生向け『論文本』の応用編、あるいは『臨床研究』を行う大学院生向けレベルである。

第１章「論文を書く前に」、第２章「原著論文の書き方」、第３章「症例報告のすすめ」、第４章「論文執筆の実践例」からなる。倫理委員会の承認やインフォームドコンセントなど、『臨床研究』ならではの概念も出てくる。第２章の２「論文の書き方」では、各パートごとに、書き方のポイントに加え、査読者側の評価ポイントも書かれ、どういうことに注意して書けばよいかがわかりやすく説明されている。さらに、第４章では実際の論文が掲載され、それぞれのパートごとに書くべき内容のポイントが説明され、実践的であるところがこの本のすばらしい点である。また、第２章の１「研究デザインと統計手法」では、臨床研究に使われる統計手法がケースごとに挙げられ、どういう場合にどういう統計手法を使えばいいかが一目瞭然で、たいへん役に立つ。医療機関で栄養士・管理栄養士として働こうとしている人は大学生のうちからもっておいてほしい１冊である。

## 7 『理系のためのレポート・論文完全ナビ』
見延庄士郎著（2008年、講談社）

第２章でも紹介した本であるが、第一部 第２章で、「卒業論文の構成と内容」が簡潔に紹介されている。この本では、構成や内容よりも、書き方（第二部）に多くの紙面が割かれており、レポート・論文の文章を書くうえで注意しなければならないことが項目ごとに正誤例を挙げながらわかりやすく説明されている。全体的にポイントを絞って書かれていて、読みやすい。早い段階で一読し、レポートや卒論を書く心の準備をしておきたい。

## 5章で引用した研究論文

構成や書き方の説明をする際に、見本として下記の論文を使用させていただいた。本文中には「p.181 引用論文①より」などという形で表示している。


**● 論文①**

冨山 隆広，海方 忍，石田 真己，西川 英俊，山崎 則之，辻 潔美，光武進，五十嵐 靖之（2008），「タモギタケエタノール抽出物のアトピー性皮膚炎モデルマウスを用いた保湿作用およびアトピー様症状に対する作用」，日本栄養・食糧学会誌 61-1，21-26

**● 論文②**

岩田 直洋，岡﨑 真理，笠原 知里，神内 伸也，鈴木 史子，飯塚 博，日比野康英（2008），「糖尿病ラットの一過性脳虚血誘発脳障害に対する霊芝菌糸体培養培地抽出物の保護効果」，日本栄養・食糧学会誌 61-3，119-127

**● 論文③**

大塚 礼，玉腰 浩司，下方 浩史，豊嶋 英明，八谷 寛（2009），「職域中高年男性におけるメタボリックシンドローム発症に関連する食習慣の検討」，日本栄養・食糧学会誌 62-3，123-129

**● 論文④**

東泉 裕子，梅木 美樹，中嶋 洋子，石見 佳子，池上 幸江（2005），「母親ラットを介して投与されたゲニステインの乳仔ラットの骨形成に対する影響」，栄養学雑誌 63-3，135-143

**● 論文⑤**

神田知子，加藤雅子，田原彩，安藤真美，野口孝則，高橋徹（2009），「小学生と親を対象とした煮干しだしと風味調味料だしに対するだしの好みとうま味の知覚との関係」，栄養学雑誌 67-3，99-106

知っておきたい表現スキル

Q ワンポイントアドバイス

# 電話をかけるとき何に気をつければよいですか？

A 電話をかける場合、まず、かける前に**メモの紙を２枚と筆記用具**を準備しておきましょう。２枚のメモは次のものです。

「自分が話す内容を箇条書きでまとめたメモ」
「相手が話した内容を書きとめておくためのメモ」

落ち着いて話せる静かな場所でかけ、声は少し大きめに、はっきりと発音し、早口にならないように注意することも大切です。

**かける時間帯**にも気をつけましょう。始業・終業時刻間際やお昼休みは避けます。**午前 10 時〜 11 時半、午後 1 時半〜 4 時半ごろ**にかけるとよいでしょう。

相手先の人が電話に出たら、まずは、「**こんにちは。お忙しいところ恐れ入ります。わたくしは、○○大学の□□△△と申します**」というふうに、**あいさつと簡単な自己紹介**をします。

続いて、「**〜のことでお電話いたしました**」と**用件**を伝えます。そして、本人でない場合は、特定の人で名前がわかっていれば、「**△△課（所属部署名）の○○様をお願いします**」と**代わってほしい相手の名前**を告げますが、特定の人でないときには、「**ご担当の方をお願いいたします**」と言うとよいでしょう。

話したい相手が出てきたら、再度自分の名前を名乗り、あいさつをして、用件を伝えます。そして、そのあとに必ず、「**今、お電話よろしいでしょうか**」という言葉を添えることを忘れないようにしましょう。

相手が話したたいせつな部分は、「**〜（○月○日□時に△（場所））ですね**」というように、必ず**復唱**して、**メモ**をとりましょう。

最後に、「**お忙しいところ、どうもありがとうございました**」という**お礼の言葉**で結び、必ず、**相手が電話を切ったことを確かめてから電話を切る**ようにしましょう。

# おわりに ～謝辞に代えて～

この本は、本当に多くの人たちの支えを得てできあがりました。

まず、出版のきっかけとなったのは、化学同人の山本富士子さんからの執筆打診の1枚の手紙でした。大学生向けの文章表現の本はたくさん出版されていますが、山本さんの提案は、大学4年間で「書く」もの全体について、それも、対象を栄養士・管理栄養士をめざす学生たちに限定した本、という大胆なものでした。となると、文系学部出身の筆者が経験したことのない理系特有のものも扱わなければなりません。そこですぐに断るべきだったのでしょうが、そのとき、筆者は、「相談させてください」と返事をしてしまったのです。

相談した相手は、当時筆者が勤務していた甲子園大学の栄養学部を当時卒業したばかりの清水翠さん、呉恩林さんでした（後に船波弥生さんにも協力してもらうことになりました)。三人には、学部生のときに、聴覚障害をもつ学生のノートテイクなどでたいへんお世話になりましたが、卒業後もまたお世話になってしまいました。清水さんと呉さんの「一緒にがんばりましょう」というひと声と船波さんの温かい励ましがなければ、この本は生まれませんでした。

呉さんは自筆ノートを、清水さんと船波さんは、ノートに加え、4年間の実験・実習レポート、エントリーシート、実習先・就職活動先への手紙などがすべて入ったUSBを提供してくれました。文系だった筆者には信じられないほどの量の作品群とその内容に圧倒され、栄養学部の学生は4年間こんなに勉強しているのかと、感心させられました。正直、執筆中に幾度となくくじけそうになりましたが、そのたびにこのUSBとノートたちに救われました。

手紙・メールや履歴書・エントリーシートの見本は、清水さんと船波さんの作品と、これまで筆者が全学キャリアサポート委員として「手紙・メールの書き方」「履歴書・エントリーシートの書き方」を学生たちに指導する際に見本として使ってきたものを参考にさせてもらいました。

レポートの見本は、清水さんのレポートと、化学実験レポート関係の本を参考に自分でつくってみたものの、かなり不安だったため、最終的には本学の元教員だった本田明子氏にチェックしていただきました。

さらに、「卒業論文」のところでは、「実験レポート」以上の大きな壁にぶつかりました。

まずは、『見本』が見つからないという壁。当初は、清水さんや船波さんなどの優秀な卒業論文の中から選ぶつもりでしたが、卒業論文は見本には長すぎること、それに、いい卒業論文を書くには、学部論文レベルより上の研究論文レベルのものを見本にして学ぶ必要があることに、この段階になって気づきました。次には、甲子園大学栄養学部の先生方が執筆なさった論文を使わせていただこうと思いましたが、「典型的なスタイル」で書かれた論文が思いのほか見つからないのです。もちろん、「典型的なスタイル」で書かれていないとダメだということではありませんが、手紙・メール、エントリーシートなど他の文章の場合と同じように、初めて文章の書き方を学ぶ場合、まずは「典型的なスタイル」をマスターしたうえで自分でバリエーションをつくっていくのがいいと考え、「典型的なスタイル」の論文を見本にしたかったのです。そこで、筆者は、大学図書館にあった『栄養学雑誌』と『日本栄養・食糧学会誌』から「典型的なスタイル」で書かれた５つの論文を探し出しました。

やっと見本の研究論文を見つけたものの、また大きな壁にぶつかります。著作権問題です。どこの馬の骨ともわからない筆者の申し出に論文の著者の方々がOKしてくれるとはとても思えず、「もうこれで本の完成自体無理だ」と悲観的になりました。しかし、「当たって砕けろ！ダメ元や！」と思い直し、論文の著者の方々に掲載依頼のメールを送ったところ、返信メールがすぐに返ってきたうえに、全員が全員、「学生さんたちのためになるのならぜひ論文を使ってください」と書いてくださっていたのです。著者の方々の学生たちへの温かい思いに思わず胸が熱くなりました。そして、この思いに応えるべく、掲載させていただいた論文を生かしたよりよいものを書こうと心に誓いました。また、論文の著作権をもつ栄養改善学会、日本栄養・食糧学会の両学会には、論文掲載に加え、投稿規程掲載のご許可もいただき、心より感謝申し上げます。

最後の壁は、化学同人編集部の後藤南さんとの編集作業でした。後藤さんの「わかりやすい本」に対する熱意のおかげで、筆者の書いたものがただの文章から『本』に変わることができたのです。筆者が最初に書いた本の編集者が後藤さんだったことに本当に感謝しています。

このようにして多くの人たちの協力によってできたこの本が、栄養士・管理栄養士をめざしてがんばっている学生の皆さんに少しでも役立ちますように！

2011年7月
西川 真理子

## ●著者●

**西川 真理子（にしかわ まりこ）**

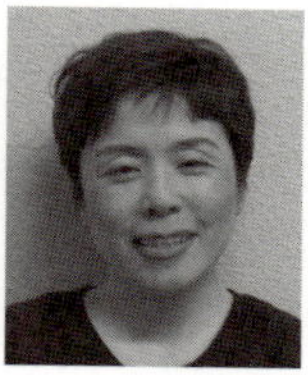

1963年大阪府寝屋川市生まれ。大阪大学経済学部卒業、同大学言語文化研究科博士後期課程中退。大阪大学助手、甲子園大学栄養学部講師などを経て、現在、大阪大学日本語日本文化教育センター非常勤講師。専門は、言語文化学・日本語学（文法）・初年次教育。共著に「知へのステップ―大学生からのスタディ・スキルズ」（くろしお出版）がある。

---

図解　栄養士・管理栄養士をめざす人の

**文章術ハンドブック**

ノート、レポート、手紙・メールから、履歴書・エントリーシート、卒論まで

2011年7月31日　第1刷　発行
2025年2月10日　第15刷　発行

著　者　西川　真理子
発行者　曽根　良介
発行所　（株）化学同人

〒600-8074 京都市下京区仏光寺通柳馬場西入ル
編集部　TEL075-352-3711　FAX075-352-0371
企画販売部　TEL075-352-3373　FAX075-351-8301
振　替　01010-7-5702
e-mail　webmaster@kagakudojin.co.jp
URL　https://www.kagakudojin.co.jp

印刷　創栄図書印刷（株）
製本　藤原製本

検印廃止



ISBN978-4-7598-1477-4